死産児になる

フランスから読み解く「死にゆく胎児」と生命倫理

山本由美子

生活書院

Téddy et Marcy,
plein de bises et bisous à vous,
avec Guymi et Tsugio

はしがき

予期せず、なす術もなく、胎児が胎内で死ぬか死にながら産道を通り、胎外に産み出されたときにはもう死んでいる場合が、一般に死産児と呼ばれている。いわゆる死産児であり、かれらは確かに存在する。かれらは、「純然たる」死産児ともいえる。しかし、本書が取り上げるのはかれらではない。本書で論じていくのは、子どもとして生まれてくるはずであったのにもかかわらず、かつ、母胎の内外で生きているのにもかかわらず、ある時点で死産児になった存在である。もう少し精確にいえば、母胎内で生きており、母胎外へ産み出されてもなお生きているのにもかかわらず、死産児になった存在である。あくまでも能動態であることに注意する必要がある。管見の限り、少なくとも生命倫理学の領域では、こうした存在を呼称する名称はない。本書では、こうした存在を「死にゆく胎児」と呼ぶことにする。いわゆる死産児のなかには、少なからぬ「死にゆく胎児」が、あたかも存在していないかのように埋没している。「死にゆく胎児」は、法や医学、および社会のさまざまな仕掛けによって、「自然の摂理」であるかのように、誰も関与していないかのように、「純然たる」死産児に包摂されていくのだ。

少なからぬ死産児は、人為的に生成されている。そうであるならば、死産児とは社会現象のひとつである。そして同時に、死産児とは生命倫理の俎上で議論される余地がある。その糸口として、本書では、まず「死にゆく胎児」を法的および医学的に浮き彫りにしていくことにする。次に、そこから発露するさまざまな論点といわゆる死産児とを交差させ、「死にゆく胎児」の来し方と行方を生命倫理的に検討してみたい。そして、現代の生命倫理学において看過されている〈死産児〉という領域――「死にゆく胎児」の存在をも明確にした――を顕在化させるとともにその重要性を明示することを試みる。

こうした「死にゆく胎児」と思われる存在について語り始めている国がある。フランスである。フランスは、いわゆる「生命倫理法」を体系化してきた実績がある。ただし、このことは、フランスが必ずしも死産児を生命倫理的に検討していることを意味するものではない。しかしながら、死産児にかかわるフランスでの現象や法的および医学的体制を読み解くことから、あらたな〈死産児〉の概念の理論化を図ることは可能であるし、重要でもある。さらに、これらを踏まえたうえで、日本における死産児の問題の所在を明らかにし、倫理的な示唆を抽出することは有用である。

本書は、生々しく生きる生の存在を、「死にゆく胎児」として逆説的に死産児から掘り起こすものである。言語化されていない存在を言語化しようとする試みから、議論は難解にならざるをえない。あらかじめ明示しておかなければならないのは、本書の最大の目的は、そうした「死にゆく胎児」を捕捉しようとするものではなく、「死にゆく胎児」の埋没とともに存在しないことになっている問題とその所在を捕捉しようとするものであるということである。これらの探究の作業を経て、現代社会において「死にゆく胎児」を存在しないことにせしめているものは何であるのかについて、生命倫理の視座で議論を始める端緒を開くことにわずかでも貢献できれば幸いである。

死産児になる

フランスから読み解く「死にゆく胎児」と生命倫理

目　次

序章

死産児の来し方

第一節　〈死産児〉という空白の研究領域

一　死産児とは何か

死産児とは、一般的には、生まれる前あるいは生まれたときに死んでいる胎児、すなわち、胎外へ娩出されたときには死んでいる胎児と認識されている。そこでは、死産児とは、母胎から分離された時点で完全に死んでいるのだと解されている。おそらく、人々が一般に想定する死産児とは、予期せずかつなす術もなく、自然に、母胎内で死ぬか死にながら産道を通り抜け、文字通り死体となって産み出された胎児なのである。実際、そうした胎児は生物学的に存在する。しかし、本書が取り上げるのはそのような胎児ではない。本書が取り上げるのは、母胎内で生きており胎外へ産み出されてもなお、生きている胎児である。精確にいうならば、胎外で生きているのにもかかわらず、「死にゆく胎児」とみなされ、新生児と承認されなかった胎児である。つまり、生物学的には生きて生まれたのにもかかわらず、出生した——出生届を行うに値すべく生まれた——と扱われなかったために、法的な〈人〉にならなかった／なれなかった存在である。

実は、こうした胎児の存在は、法や医学の領域でそうであるように、生命倫理学の領域においても明確な位置づけがなされていない。本書は、このような「死にゆく胎児」が、あたかも最初から死ん

図1　既存のいわゆる死産児の枠組み

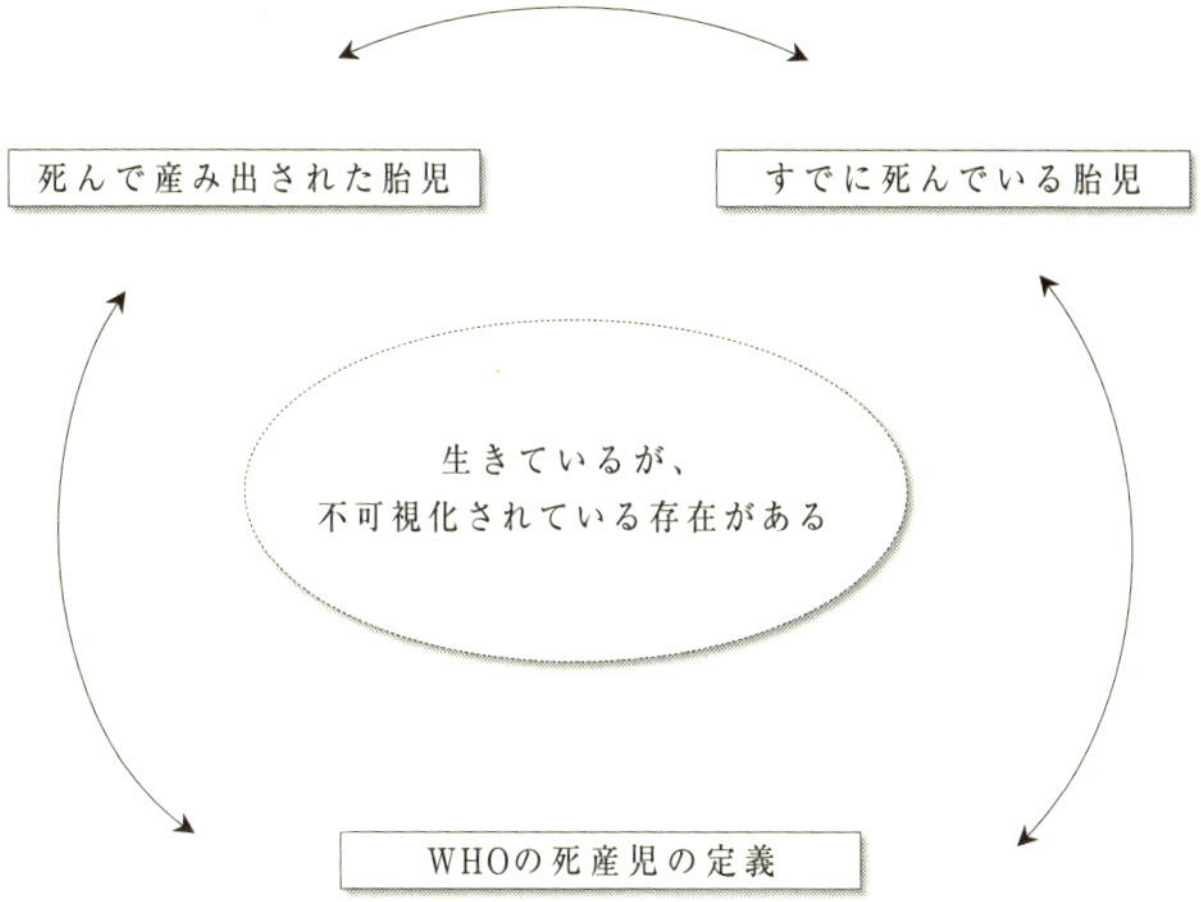

でいた胎児として、先に述べたような既存の共通認識下にあるいわゆる死産児へと包括されていく、その法的および医学的仕組みを解明し検討しようとするものである。さらに、その検討をつうじて、現代の生命倫理学において欠落している〈死産児〉という領域――「死にゆく胎児」の存在をも明確にした――を顕在化させるとともにその重要性を明らかにするものである。（図1および図2参照）

死産児についての共通認識がすでに死んでいる胎児という概念に置かれているのは、いうまでもなく、既存の定義や法に基づいているからである。死産児とは、WHO：World Health Organization（世界保健機関）の定義[※1]によれば、「妊娠期間にかかわりなく、受胎生成物（product of conception）が母体から完全に排出または娩出される前に死亡した場合」（WHO 2003＝厚生労働省 2006：336；WHO 2006）をいうとされている。なお、「受胎生成物」とはおもに

図2　あらたな〈死産児〉の枠組み

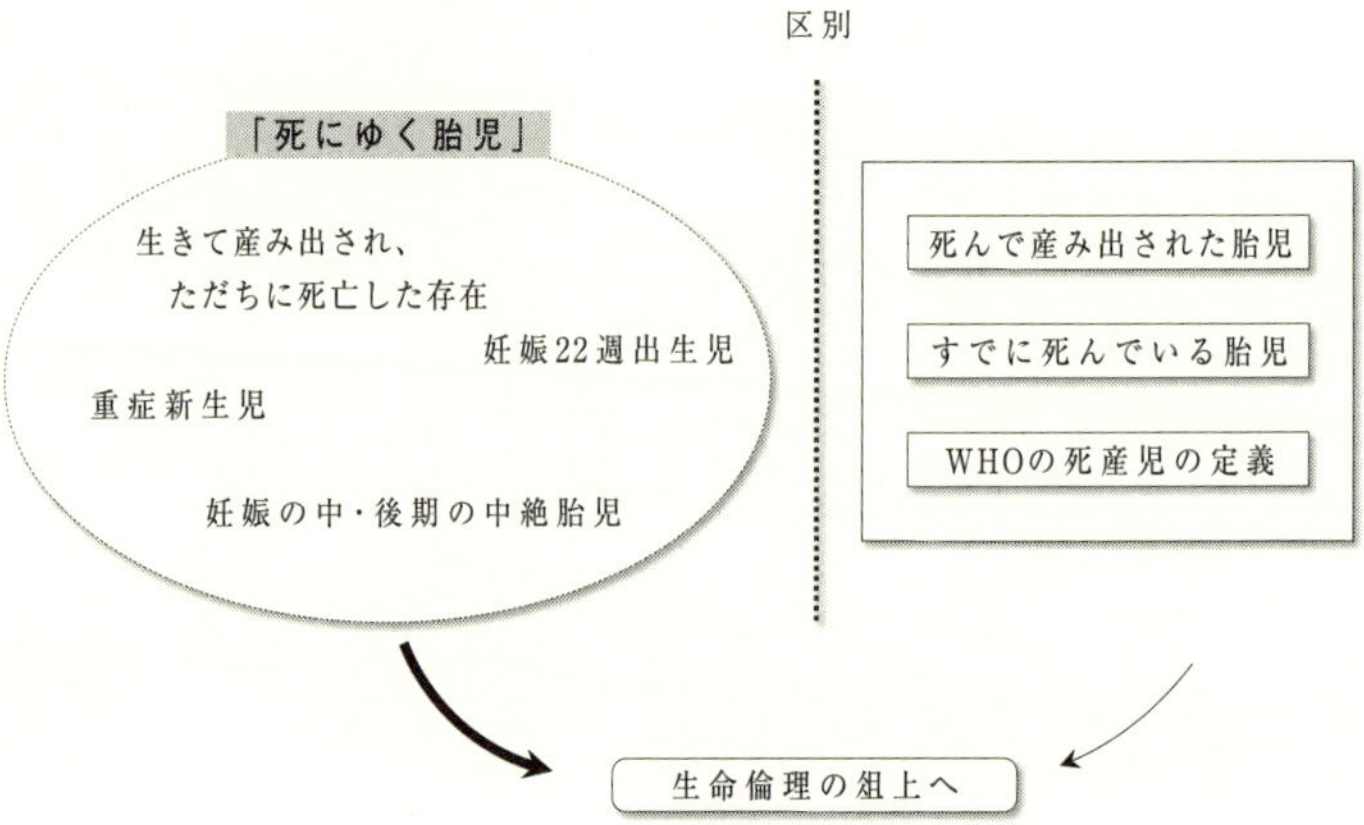

胎児を意味するが、卵膜、臍帯および胎盤を含めた総称にもなっている。同定義により死産児に含まれるのは、胎児が子宮内で死亡していた場合のほか、胎児が娩出の途中で死亡した場合である。具体的にはこのような胎児とは、妊娠初期の流産児、妊娠中期以降の死産児、および人工妊娠中絶胎児を意味している。つまり、胎児の娩出が自然であるか人工であるかを問わず、すべての妊娠中絶による死亡胎児を、死産児と呼んでいるのである。そこでは、いずれの場合においても、胎児は胎外で完全に死んでいるものとみなされている。ＷＨＯの死産児の定義では、生と死の狭間をさまよっている娩出児が放つ生命のフェーズを、無意識のうちにあるいは意図的に、ないものとみなしているようにみえる。

　死産児に関連して留意しておきたいのは、流産と早産について、ＷＨＯは明確な区分を示していないということである。大きくいえば、流産とは、一定の妊娠期間は経たが分娩予定日よりはるか前の妊娠初期に「受胎生成物」が娩出された場合であり、早産とは、一定の妊娠期間を経て妊娠後期に、分娩予定日より数週間早く「受胎生成物」が娩出された場合をいう。早産の場合、娩出児は、生きて産み出されると同時に出生したと扱われれば――出生届を行うに値するとみなされれば――、新生児に包括される。なお、WHOは、早産については妊娠三七週未満の分娩としており、妊娠二八週未満の分娩を超早産[※2]としている。つまり、早産について、WHOは妊娠週数の下限を設けていない。これは、どこにどのように流産の線引きをするかにかかわる。本書の第一章で詳しく述べるが、WHOは他方で、妊娠二二週以降に、胎児について「生存可能性(viability)」の基準を置いている。「生存可能性」の基準とはすなわち、少なくとも妊娠二二週を経過した胎児には胎外で生存できる可能性があるかもしれないと想定する基準である。一般には、この「生存可能性」の基準をもとに、流産と早産が区別されている。つまり、国際的な大枠としては、実は妊娠二二週に、流産と早産を区別する基準が置かれている。これをもとに、たとえば日本やフランスでは、妊娠二二週未満に母胎から完全に排出される前に死亡した胎児を流産児と呼んでいる。

また、流産と早産の区分に伴い、死産と新生児死亡は明確に区別されることになっている。先にも述べたが、一般に、妊娠二二週以降に母胎から完全に排出される前に死亡した「受胎生成物」を死産児と呼び、妊娠二二週以降に母胎から生きて娩出された「受胎生成物」を早産児と呼ぶ。早産児は、出生したと扱われたうえで新生児に包括される。これにたいし、妊娠二二週以降に生きて母胎から娩出されたのちまもなく死亡した場合は、死産児ではなく早産児の死亡とされることになっている。つまり、出生したのちに死亡したと扱われる。いうまでもなく、早産児の死亡は新生児死亡に包括される。

一方、〈人〉の出生や死亡をめぐりWHOによる国際的な基準が定められているのと同時に、各国には、死産届や人口動態統計の関係で死産や死産児についての法律上の定義が存在する。[※3] 通常は、妊娠週数もしくは胎児の体重が一定の基準に達していることをもって死産児とみなしている（Nguyen and Wilcox 2005）。たとえば日本では、昭和二一年九月三〇日厚生省令第42号「死産の届出に関する規程」により死産届[※4]が義務づけられている。それによれば、死産とは妊娠一二週（妊娠四ヶ月）以降における死児の出産をいい、死児とは出産後において心臓拍動、随意筋の運動および呼吸のいずれも認めないものをいう（第二条）、とされている。本書における第一章での主題となるのだが、フランスでは、一九九三年の民法典第七九条の一により、いわゆる死産届が義務づけられている。そこでは、娩出児について、胎外で生存可能とみなしうる時期に生きて生まれたことの証明がされなかった場合が、いわゆる死産届の対象となる。なお、日本およびフランスにおける死産に関する統計は、次のとおりである。日本の厚生労働省が平成二六年九月に確定した平成二五年の人口動態統計の年間統計によれば、出生数一〇二万九八一六人に対して、死産数は二万四一〇二胎であった（厚生労働省 2013）。フランスでは、DREES：Direction de la recherche, des études, de l'évaluation et des statistiques（調査研究政策評価統計局）の二〇一四年のデータによると、二〇一三年の年間出生数八一万五七八四人に対して、死産数は七二八一胎であった（DREES 2014）。

他方、胎児が娩出直後に死亡する場合や、わずかな生命の徴候を示しながらも出生には至らず死亡する場合をどう処遇するか、という問題がある。こうした場合を出生とするか死産とするかについて、実際には、娩出時の状況[※5]のほか、国もしくは医療施設によってさまざまに異なる（Fenton et al. 1990; 石井トクほか 1993; Milliez 1999; 加藤太喜子 2009; 山口文佳 2011）。たとえば、山口文佳（2011）は、日本において、二二週の娩出児が生産《せいざん》[※6]となるか死産となるかはＮＩＣＵ（新生児特定集中治療室）を併設した施設であるか否かが大きく関与し、かつ、新生児科医が積極的に治療するか否かは、どんな医療施設を選択したのかという点から推察すべく親の意思の影響を受けると述べている。より厳密にいうならば、医師が二二週娩出児を生産《せいざん》として扱うか死産として扱うかは、当該児の生命の徴候から判断するというよりも、当該医療施設の設備状況と、その施設を選んだという親の行為から医師が暗黙のうちに解釈した意思——必ずしも親の意思を反映しているとは限らない——を治療開始の判断のための指標にする場合があるということだ[※7]。このことは、親がＮＩＣＵのある医療施設を掛かりつけ機関または分娩場所に選んでいなかった場合、つまり、「設備の整っていない」医療施設で当該児が娩出された場合、その施設内の医療者は、二二週の娩出児にたいする救命や蘇生についての親の関心または願望は小さいものと解釈し、暗黙のうちに死産へと指向する可能性があることを示唆してもいる。また、Fenton et al.（1990）によれば、イギリスの場合、娩出したのちただちに死亡した場合を死産とするか、あるいは出生した——出生届を行うに相応しいとみなされた——後の死亡とするかの区別は、各医療施設によってさまざまであるうえに、娩出児の示す生命の徴候よりも生存可能な妊娠週数に達しているかどうかに依拠していることが指摘されている。そこでは、剥き出しの生命の徴候ではなく計測可能な数値的基準の方が、娩出児を出生と扱うかどうかの客観的な判断基準とされているようにみえる。なお、いうまでもなく、生きて娩出したのちすぐに死亡した場合すべてを生産《せいざん》としていくと、統計における出生数は増えるが同時に死亡数も増え、結果的に新生児死亡数が上昇する。周産期における出生と死亡の関係は、生物学的な事実というよりも国家としての人口施策と不可分であることは後にも述べていく。

そもそも、死産児とは、胎児としての成長の過程のどこかで、あるいは〈人〉として出生する前のどこかで、既存の定義や法によって死産児と名指しされているに過ぎない。死産児は、死産児に生まれるのではなく、死産児になるのである。もう少し説明を加えるならば、死産児は、自明の理として死産児であるのではなく、社会的あるいは政治的に死産児になるのである。その意味では、「自然な死産児」というものは存在しないのだろう。ここでは、次の三点を明確にしておきたい。第一に、いわゆる死産児という枠組みの中には、さまざまな事情や経緯のもと、生きて産み出された娩出児が死んだものとして包含されているということである。第二に、そうした生きて産み出された娩出児は、「死んで生まれた胎児」や「出生しなかった――出生届を行うに相応しいとみなされなかった――胎児」に置き換えられ、医学的または法的な死産児へと包括されていくということである。第三に、このようにして、生きている娩出児をいわゆる死産児へとカテゴライズすることにより、娩出児が死産児になるまでのさまざまな背景も抹消されるということである。これらの機能を不可視化させるのが、既存のいわゆる死産児という枠組みである。

二　「死にゆく胎児」

胎児、あるいは体外受精で生ずる受精卵や胚に比べて、死産児自体が生命倫理学的に議論されることはほとんどない。その理由は大きくは二つある。第一に、死産児は、一般にはもう死んでいるからである。すでに死んだ、つまり生命の喪失が不可逆的であることが自明であるからには、少なくとも、死産児にたいする生命活動の維持を倫理的に問うことは馬鹿げているとされるだろう。そして、死産児が生命活動の維持に向けた産科学的あるいは周産期医学的な対応から外されることに異論を唱える者もいないだろう。しかし、そこで、まだ死んでいない胎児や娩出児を、「死にゆく胎児」――母胎の内外で生きているのにもかかわらず死ぬことになっている胎児――とみなし、結果的に死産児として扱っているとしたらどうなのか。胎外へ娩出された後、生命の徴候があったとしても――死んでいなくとも――、あらかじめ「死にゆく胎児」とみなされていれば、娩出児は死産児となるほかはない。こうした場合を、本書では死産児が生ずる事象と呼ぶことにする。その具体的な例については、後に、本項で詳しく述べていく。

死産児が生命倫理学的に議論されない第二の理由は、死産児とは〈人〉ではないからである。死産児は、民法の観点からみれば、法的な〈人〉として出生していないため、法的な〈人〉の死亡とされることは不可能である。また、死産児は、死亡した胎児であって死亡した〈人〉ではないということから、死者としてのさまざまな処遇から外される。本書の第三章で詳しく論じるが、死産児の死体は、法的な〈人〉としての扱いとは異なっているか、場合によっては扱いが簡略化される。ただし、そこで、死体としての利用価値が見いだされる場合、死産児の取り扱いが倫理的に注目されることがある。たとえば、胎児の死体の解剖病理学的な研究のほか、再生医学や再生医療に向けて、胎児の死体から組織や細胞および臓器を採取しようとする場合である。そこでの死産児とは、もはや死んでいる胎児かその死体以外の何物でもない。同時に、そこでは、この胎児がどんな過程を経て死産児になったのか、およびこの死んだ胎児自体をいかにとらえどう扱うかという視点よりも、どのようにして倫理的かつ合理的に、胎児全般の死体についての研究や採取を行うかという視点の方が先行しているようにみえる。

ところで、生きて産み出された娩出児を「死にゆく胎児」とみなすのは誰であり、どんな仕方によるのかについては、本書全体を通しての論点ともなる。それは同時に、死産児が生ずる事象とそのことに関わる問題の検討でもある。ここでは、医療機関において死産児が生ずる事象を四つ取り上げ、それぞれの問題を明らかにしていく。第一に、妊娠二二週に極めて近い時期や妊娠二二週の娩出児——単に妊娠週数だけに依拠すれば、前者は流産に、後者は早産に分類される——に関する問題がある。第二に、重症疾患のある新生児——重症疾患に罹患して生きて産み出された妊娠二二週以後の娩出児——に関する問題がある。第三に、妊娠の中・後期における出生前診断の問題がある。それに伴い、第四として、妊娠の中・後期に行われる人工妊娠中絶の問題が出てくる。それぞれについて、順に整理していくことにする。

妊娠二二週を取り巻く娩出児

医療機関において死産児が生ずる事象のうち、第一に挙げた、妊娠二二週を取り巻く娩出児に大きく関わるのは、蘇生である。こうした娩出児にたいして、蘇生が行われるべきかどうかが問われるのだ。その中心的議論はどんなものかといえば、どのような娩出児なら蘇生の適応から外しうるのかというものである。たとえば、「生存したとしても障害を残す可能性が、受け入れられないほど高率である場合には、蘇生は適応とならない」(篠原・奥 2007)とするものがある。現在の新生児医療では、「妊娠二二週出生児の予後は悪く」(住田・藤村 1999)、妊娠二二週で娩出された児に積極的に治療を行う施設はごくわずかであるという。多くの施設では、当該児にたいし親が希望する場合に限り治療をするか、一律に治療の対象外としている(大木 2008; 島本 2005; 山口文佳 2011)。実際には、母胎外で現実的に生存する可能性があると想定しうる胎児とは、少なくとも妊娠二三週から二四週の胎児であるというのが共通の認識とされている(Allen et. al 1993; 末原ほか 2004; Pignotti and Donzelli 2008)。なお、山口・田村(2009)は、「在胎二二週出生児」について、死産のほか「分娩部死亡」という分類項目を設けており、生産《せいざん》のうちで「分娩室あるいは手術室で死亡し新生児部門入院に至らなかった」場合としている。こうした娩出児の存在自体について言及する数少ない論考のひとつであるが、「分娩部死亡」の場合のすべてが最終的に新生児死亡と扱われているのかどうかについては明らかにされていない。つまり、〈人〉として出生した新生児であるとしたうえでの死亡という扱いなのかどうかまでは、読み取ることができない。また、このような分類項目がすべての医師あるいは医療施設において、設定ないしは採用されているわけではない。

重症新生児

死産児が生ずる事象として第二に挙げた、重症疾患のある新生児について関与するのは、蘇生と治療である。これについて、いくつかの基準やガイドラインがある。たとえば日本では、重症新生児の治療に対する「クラス分け」に用いられている「仁志田基準」[※8]や「船戸基準」[※9]がある。これらについて、山口三重子（2002）は、「重症」概念を明確化したうえで治療効果との相互関連をさらに類型化する必要があると述べており、それによって重症新生児の治療中止が正当化される場合とそもそも重症新生児に該当しなくなる場合が現れるとしている。他方、二〇〇五年に米国小児科学会と米国心臓協会が作成した「新生児心肺蘇生国際ガイドライン」（American Heart Association 2005）では、蘇生の差し控えもしくは中止の適応として、妊娠二三週未満もしくは体重四〇〇g未満の新生児、無脳症および確定的な一三トリソミーや一八トリソミーが挙げられている。

こうした基準やガイドラインに対し、当該児の個別性や現状もしくは病状が考慮されることなしに、蘇生するか否かの線引きに単に疾患名だけが関係していることを問うものもある（永水 2006；櫻井 2009）。さらに、新生児蘇生に特有の倫理的問題の一つに、「仮死の状態とみなされるような重篤な予後が避けられない状態で出生した新生児は、その出生そのものが死につながり生を否定されうること」（仁志田ほか 1987；櫻井 2008）とするものがある。つまり、胎内では生存できていたが胎外に分離された途端に独立生存できず、蘇生も有効に作用しないとされる場合である。医学的に、そうした新生児の「生を否定」する、すなわち生きさせないようにするには、次の三つの選択肢のうちのいずれかをとることになる。つまり、新生児安楽死（積極的安楽死）を行うか、新生児の蘇生をしない（消極的安楽死）か、そもそも当該出生児を新生児とみなさないかである。このうち日本で行われているのは、新生児の蘇生をしないか、そもそも新生児とみなさないかの二つである。生きて娩出された児が新生児に該当するにもかかわらず新生児とみなされないということは、当該児を死産児として扱うということを意味する（島本 2005）。この問題に関して、比較的多く取り上げられるのは、無脳症児のケースである。無脳症児について、諸外国では、出生とみなすのか、脳死とみなすのか、あるいは臓器移植の対象とするのかなど様々な議論が行われてきた（平塚 1998；Munson 2002；児玉 2007；甲斐 2011）。日本では、無脳症児の医学的および法的取り扱いは不明瞭である一方で、医学的には、無脳症児は自然死産とする――先験的に自然死産とみなしている――という記述が少なくない（前原 1992；平塚 1998）。なお、そのことが具体的にはどういうことでどのような問題をはらんでいるのかについては、ほとんど言及されていない。

妊娠の中・後期における出生前診断と人工妊娠中絶

死産児が生ずる事象として第三に挙げた、妊娠の中・後期の出生前診断の問題と、それに伴い第四に挙がる中・後期中絶の問題は、相互に密接に関与している。

多くの場合、検査に続いて、胎内の生きている胎児を出生させるかどうかの決断を迫るものである。つまり、それは、胎内の生きている胎児を死産児とみなすかどうか、もしくは死産児にさせるかどうかを問うているものである。実際、出生前診断と中絶は多くの場合不可分であるのにもかかわらず、それぞれ断片的に取り上げられるか、そうでなければ妊娠の中・後期中絶の実態に触れないまま、中絶を想定した出生前診断の是非のみが論じられる傾向にある。たとえば、先に述べた無脳症児については、致死的であるということを理由に、出生前に診断されたのであれば「ターミネーションが勧められてしかるべき」（前原 1992；寺坂ほか 2009）であるとするものや、「流産という選択肢（や）妊娠を中断するという選択肢を奪ってしまわない」（馬場 2010）ようにする必要があるとするものがある。いずれも人工妊娠中絶を意味していることは明らかであり、実際、妊婦は中期中絶を受けることが多い（寺坂ほか 2009）。しかし、中絶後の胎児についての言及は、胎児がどのように胎外へ分離されどのように死んでいったかの現状をほとんど伏せたまま、グリーフケアかせいぜい解剖病理に留まったままなのである。

妊婦検診と出生前診断との関係は事実上もはや切り離せなくなっており（山本 2008）、そこで主要な位置付けにあるのは、胎児のいわゆる「染色体異常」の検査である（Rapp 2000；黒木 2004；塚本

2005)。最近では、これまでの母体血清マーカー検査に替わる「新しい」検査として、いわゆる「新型出生前診断検査」が、日本でも二〇一三年四月より臨床研究の形で開始されている。この「新型出生前診断検査」とは、「無侵襲的出生前遺伝学的検査（ＮＩＰＴ：Noninvasive Prenatal Genetic Testing）」の通称である（以下、ＮＩＰＴ）。ＮＩＰＴは、ダウン症を含む三種類のトリソミー[※10]につき、採取された母体血を次世代高速解析装置にかけることによって検査および分析される。具体的には、同解析装置によって母体血液中の胎児および母親のＤＮＡ断片を感知し、胎児のＤＮＡ断片について、何番の染色体に由来し量的にどれくらい多いかを確率的に調べるものである。しかし、確定的な診断結果を求めるのであれば、胎児成分である羊水や絨毛を母親の腹壁から侵襲的に採取し、胎児染色体それ自体を検出したうえで、その核型（Karyotype）[※11]を調べなければならない（山本 2013）。つまり、確定診断のために結局は羊水検査を要する点で、ＮＩＰＴは本質的には従来の母体血清マーカー検査と変わるものではない。にもかかわらず、ＮＩＰＴの日本への導入に至るまでの議論やそれに関する報道では、ある特徴をもつ胎児であるかどうかを妊娠中に調べ、産むか産まないかを検討する／検討させるという出生前診断の意味自体をあらためて問うよりも、利用可能で「確実」な技術が増えることをクローズアップする傾向がみられた（利光 2013；松原 2013）。実際、ＮＩＰＴとは、ある特徴のある子どもを狙い撃ちにして妊娠の早期に発見する技術であり、中絶――確定診断のための羊水検査結果が分かるのは、妊娠中期である――によって最終的には出生しないようにするものである。しかしながら、ＮＩＰＴについて医療者側は、「安易な中絶を避ける」あるいは「流産を防止する」さらには「臨床研究が必要である」という点を前面に押し出しながら、専門家の管理下で一定の医療体制[※12]のもとに利用されるべきものへと位置づけたのである。

本書の第二章で詳しく論じるが、技術が「新型」であるか否かを問わず、これまでの出生前診断の議論では、「産まない選択をする」（柘植ほか 2009）、「妊娠をあきらめる」（『朝日新聞』2012.10.17 朝刊[※13]）、あるいは「中絶を選択する」（塚本 2005）という妊婦の決定に続き、実際には何が起こるのかほとんど説明されてこなかった。羊水検査結果が判明したのちに行われる、妊娠中期もしくはそれ以降の中絶では、生きている胎児を出産と同様に人工的に娩出することになり、場合によっては、中絶胎児が娩出後もしばらく生きていることまでが記述されることはほとんどない。

このように、妊娠二二週前後の娩出児や重症新生児にたいする蘇生の差し控え、胎児の出生前診断、および中・後期中絶の問題は、人為的な操作——間接的であれ直接的であれ——を介して、最終的に死産児が生ずるという点で互いに密接に関連している。しかし、このことについて、これまで系統的にしかも生命倫理学的に論じられてはこなかった。それは、死産児を思考することに生命倫理学的な価値が置かれてこなかったためにほかならないのだが、それ以前に、「死にゆく胎児」そのものを取り上げることがタブー視されてきたからともいえる。それでも、結果的に死産児が生ずる事象については、中絶という枠組みであれば、倫理的、哲学的、および生命倫理学的に議論されてこなかったわけではない。以下、これについて述べる。

三　中絶をめぐる生命倫理学と死産児

日本の生命倫理は、おもに英語圏の生命倫理学の影響を少なからず受けてきた。英語圏における中絶や新生児殺しの生命倫理学的な議論は、死産児もしくは死産児に類似した状況が最終的にもたらされる事象――死産児が生ずる事象――を議論していると解釈できる。しかしながら、以下に述べていくように、中絶についての代表的な容認派でさえ、たとえば、胎外で生きている中絶胎児とはいったい何であるのかについてほとんど追究していない。

トムソンは、中絶の擁護について、「結果的に子どもが死んでしまう場合であろうとも、女性は未生の子ども（the unborn child）が呈する脅威から自らの生命を守ることができる」（Thomson 1971 = 2011: 18）とした。さらに、中絶の容認において、胎児の発達段階ではなく出生を境とし、「子どもを宿している身体は母親の身体であるという事実」（Thomson 1971 = 2011: 19）をもって、自らの身体についての優先的な請求権があるはずだと述べる。妊娠末期の中絶も認めるものと解釈できるが、中絶の対象を「未生の子ども」と定義する限り、生きて生まれた中絶胎児や死なない中絶胎児への議論にまで至らない。

代表的な「パーソン論[**14]」として、トゥーリーは、新生児殺しの道徳性についての問いを検討しなければ、妊娠中絶へのリベラルな立場を規定することは困難であるとした（Tolley 1972 = 2011）。彼は、ホモ・サピエンスに属する有機体の受精から誕生、さらには胚や胎児および新生児というあらゆる恣意的な線引きを否定し、そうした有機体が自己についての概念を持たないという理由で、中絶のほか新生児殺しを許容する。ところが、新生児殺しについては、どんな新生児に対しても許容するかというとそうではなく、「新生児殺しが望まれる事例の圧倒的多数においては、その望ましさは誕生後すぐに明らかになる」（Tolley 1972＝2011：112）とし、適応となる新生児に線引きをしている。新生児については、自己の概念を持たないというよりも、障害や重症疾患があることをもって殺すことを許容していると解釈せざるをえない。さらに、そうした新生児を、新生児殺しの適応とならない新生児、すなわち生かされる新生児と区別してどう呼ぶのかについて言及していない。

ウォレンは、中絶は正当化できても新生児殺しについては許容できないとする。その理由は、「胎児と新生児の間の決定的な一つの違いがある。胎児がまだ出産されていないかぎり、胎児の保護は、妊婦の望みに反して、彼女の自由、幸福、自己決定の権利を侵害する」（Warren 1973＝2011：138）とし、「誕生の瞬間は、そこから新生児が生きる権利をもつようになるはっきりとした境目ではないが、胎児の運命を決める母親の権利が喪失した印である」（Warren 1973＝2011：138）とする。出産という事実によって、胎児と新生児の線引きをしていることは明らかである。しかし、出産と同じ形態をとる妊娠の中・後期の中絶、とくに妊娠末期の中絶によって生きて生まれた中絶胎児は、ここではどんな位置づけになるのだろうか。

イングリッシュは、「パーソン（人格）」の概念は中絶論争の解決に重要ではないとしながら、〈人〉[**15]に似ているが〈人〉でないものに対するある種の扱いを禁止しておく必要があるとする（English

1975＝2011：152）。そのうえで、胎児が〈人〉であろうとなかろうと、胎児が〈人〉に似てくる時期、すなわち妊娠後期では、母親を深刻な被害や死から守るのでなければ、中絶は正当化が不可能であると述べる（English 1975＝2011：154-5）。イングリッシュは、「予定日より六週間早く生まれた新生児」と「母体から独立して生存可能な二四週目で中絶された胎児」の二つの存在は非常によく似ていると言及する。しかし、新生児と妊娠中期以降の中絶胎児は似ているとして、胎外で生きているかれらの存在は本質的には同じであるのかどうか、また、〈人〉に似ている中絶胎児に対してどんな扱いが禁止される必要があるのか――殺してはいけないのか、あるいは、生かしてはいけないのか――についてまでは、読み取ることができない。

エンゲルハートは、胎児はもとより乳児さえも、「厳密な意味（strict sense）でのパーソン」、すなわち彼のいうところの、「自己意識のある理性的な行為者」であるとは言い切れないとして、中絶を容認する（Engelhardt 1982：Engelhardt 1982＝1988）。そのうえで、彼は、「我々が負うべき義務は、将来の人格である胎児を悪意を持って傷つけないようにするということだけである」（Engelhardt 1986＝1989）とする。この文脈において、胎外へ産み出されてなお生存しようとしている中絶胎児について、「我々」が負うべき義務はどんなものだというのだろうか。

ドゥオーキンは、胎児も含めた人間のあらゆる生命に神聖さという本来的価値が置かれているとする。そして、「胎児の権利」や「パーソン論」から距離を置き、中絶が悪とされるのは、いったん開始された人間の生命の本来的価値が損なわれるからであるとする（Dworkin 1993＝1998）。そのうえで、彼は、先に存在している生命の才能や希望が挫折することのほうが、あらたに存在している生命――ここではすなわち胎児――の早死にによってその生命の成長が中断するという挫折よりも、生命の神聖さについて重大な脅威であると考えている。そこからドゥオーキンは、母体救命以外のあらゆる中絶も容認する。いうまでもなく、すでに存在している生命とは、妊娠している女性やその家族の構成員を意味している。胎外で生きていようといまいと、中絶胎児のその後が取り上げられる余地はおよそない。

シャーウィンは、非フェミニスト論者のほとんどが胎児の「パーソンフッド」、すなわち「人であること」についての抽象的で形而上学的な基準だけで中絶問題を解決できると想定してきたことを批判する（Sherwin 1991 = 2011: 260）。そのうえで、シャーウィンは、胎児とは、新生児と異なり女性の内部に存在し女性に依存していることから、社会的関係には属していないとする。さらに、こうした胎児の社会的地位や価値は、妊娠している女性が決定する責任と特権をもつとする（Sherwin 1991 = 2011: 263）。このコンテクストでは、生きて母胎外に娩出された中絶胎児はどのような社会的関係に属すのだろうか。そしてそこでは、新生児との違いがどのように説明されうるのだろうか。

このように、英語圏の中絶についての主な生命倫理学的議論では、女性に対置される存在としての胎児や新生児が論じられてきた。しかしそこでは、妊娠の中・後期における中絶胎児をはじめ、「生存可能性（viability）」の基準にかかわる娩出児、重度疾患のある新生児あるいは蘇生の対象から外される娩出児について、「パーソン」でないとすればいったい何であるのかは明確に論じられていない。さらに、生きて胎外へ産み出されたその存在をどう取り扱うのかについて、ほとんど言及されることがない。これらの理由として考えられるのは、次の三点である。第一に、胎児や新生児の「パーソン論」に基づく議論が、どんな場合であれば中絶が道徳的に正当化されるのかを論点とするものだからである。第二に、「パーソン論」と中絶に関する注意のほとんどが、母胎内の生きている胎児に向けられているか、そうでなければ、体外で生育中の受精卵あるいは胚に向けられているからである。第三に、中絶の容認をもって議論が終結されており、現実の中絶とはどんなものであるのかが検討されていないからである。これについて別の言い方をすると、中絶によって胎児はすみやかに死に、胎外へ分離あるいは排出された時点で、その存在とはもう確固たる死体なのだ、ということがほとんど願望のもとに想定されているのである。

これまで述べたように、生きて胎外に存在する娩出児は、新生児と承認されなければ死産児になる以外にない。ところが、中絶論争あるいは「パーソン論」を焦点とする生命倫理学の議論は、生きて産み出された娩出児、すなわち胎児とも新生児とも名指しされないまま胎外でなお生きている――生きようとしている――存在についてほとんど看過している。従来の生命倫理学は、結果として死産児や死産児に類似した状況がもたらされる事象を論じてはいても、胎児もしくは新生児という枠組みしか用いていないため、新生児になれなかった娩出児の所在や処遇が埋没してしまうのである。「死にゆく胎児」の死産児への成りゆき、より精確にいうならば、死産児への仕方を記述するためには、最初に死産児を分析し、そこから遡及しながら、「死にゆく胎児」を解明していく必要がある。これによって、生きていた胎児が死産児となっていく過程を浮き彫りにすると同時に、胚や胎児や新生児および〈死産児〉の生命倫理にかかわる問題を、それぞれ単独かつ断片的にではなく、系統的にとらえることが可能となる。

〈死産児〉を倫理的に思考するということは、生命倫理学において重要な意味を持つはずである。というのも、「死にゆく胎児」が既存の共通認識下にあるいわゆる死産児へと包括されていくその法的および医学的仕組みとは、すなわち、周産期における名指し難い生の存在と、その存在について整理できないさまざまな倫理的問題を、暗黙のうちに例外とし排除していく機能にほかならないからである。それでは、この機能とは、「死にゆく胎児」それ自体を完全に排除し無視することを意味するのだろうか。むしろそうではなく、この機能は、「死にゆく胎児」を、法的保護の外側もしくは周辺にあるような存在と位置付たうえで捕捉し、いわゆる死産児へと囲い込みながら、「自然の摂理」あるいは「宿命」ということにして統治しようとするものとみるべきなのだ。これらを踏まえたうえで、現代の「ホモ・サケル」[※16]なる存在を処遇した帰結のひとつにいわゆる死産児があることを明示する、これが本書の主軸である。

第二節　フランスにおける死産児と生命倫理

一　フランスにおける生命倫理

本書では、とりわけフランスの死産児に焦点をあてて論じる。フランスには、死亡した胎児の取り扱いについて、日本とは異なる二つの大きな特徴があるためである。第一に、いわゆる「生命倫理法」[※17]の存在である。一九九四年に制定された同法は、改正を重ねながら、移植、生殖、遺伝子に関連する技術および医療について、体系的な規定を構築した。なかでも生殖補助医療技術や移植医療および再生医療の領域から、胚や胎児を国家によって管理しようとした（Borrillo 2011a, 2011b）。同法の重要な点は、人間の臓器やその構成要素、卵子、精子、受精卵および胚、さらに遺伝子を〈人体〉と位置づけ、〈人〉でも〈物〉でもない、いわば第三の存在として認めたことである（Baud 1993＝2004；櫛島 1994、2006；CCNE 2001＝2004；西村 2001）。そこには、人間の死体、および人間の胎児の死体も含まれる（Gabolde et Hors 2000 ; Pascal et al. 2001）。第二に、フランスは民法典において、伝統的に、死産児にたいし一定程度の民事身分を与えることを規定している。つまり、死産児は、〈人〉としての出生を認められないまま、その死亡のみが民事的に認められるのだ。こうした二つの特徴において、死産児に関する法制度および医療制度がどのように配置され、どのような機能を果たしているかを検討することは、フランスの生命倫理を研究するうえでこれまでにない新しい試みである。

それでは、フランスにおける生命倫理の領域で、死産児とはどんな位置付けにあると考えられるのか。その検討に先立ち、まず、フランスと生命倫理との関係を述べておく。フランスは、米国の「bioethics（バイオエシックス）」いわゆる生命倫理学について、いかなるプランも導入しなかった経緯がある[※18]（Bateman 2012）。実は、フランスでは、英語圏にみるような生命倫理学は一度も展開されず、したがって、生命倫理学として独立した学問領域もないのである。本書において、「フランスの生命倫理学」ではなく、「フランスの生命倫理」という言い方を用いるのはこのためである。

フランスの生命倫理とは、Sicardによれば、「生者に関する実存的かつ存在論的な問いを取り扱う」（Sicard 2009: 4）ものであるされる[※19]。フランスにおいて生命倫理の必要性を切迫させた契機は、一九八二年、英国に続いてフランスで最初の体外受精による子どもが誕生したことである。人間の生殖、とりわけ卵子の取り扱いにおける科学技術の進展と今後の技術革新の前兆を目のあたりにしたフランスは、翌一九八三年の大統領政令[※23]で、国家機関として世界初の、「生命科学および健康に関する国家倫理諮問委員会（CCNE：Comité Consultatif National d'Éthique pour les sciences de la vie et de la santé）」を創設した[※24]。同政令では、CCNEの任務とは、生物学、医学および健康の分野における研究が引き起こす、人間に関する道徳的諸問題について、国家による諮問に対し自らの見解を与えるものとされた。Depadt-Sebag（2010）は、フランスの生命倫理について以下のように述べている。

生命倫理（……）、（それを）ここで我々は、バイオテクノロジーが社会の将来、人間性にさえたいし提示しうるリスクを予防することに向け、医療実践、（……）とりわけ生者の操作をもたらす新しいバイオテクノロジーの適用が提起する倫理秩序の問題の検討に充てられた、特有で学際的な領域として定義するだろう。（Depadt-Sebag 2010: 288-8）

フランスの生命倫理は、生殖補助技術の革新がもたらす道徳的諸問題の解決に最初の照準をあて、法律としてその基盤を築いた。[※25] フランスの生命倫理とは、端的には「生命倫理法」であるといえる。フランスの生命倫理は、倫理を定めたのではなく、法律を定めた（Hirsch ed. 2010）。また、フランスにおいて、生命倫理というタームは概念としてほとんど明確ではなく、さまざまな社会あるいは領域で一貫性がないままに用いられている（Byk 2010: Poame 2010: Bateman 2012）。少なくとも、哲学としての生命倫理の存在は、哲学としての倫理とは比較にならないほど脆弱であり、医療論や科学論、宗教論や法律論のようなさまざまな規範論へ行き着くに留まっている（Canto-Sperber ed. 2001: Poame 2010）。つまり、フランスにおける哲学としての生命倫理は、根の張らない樹幹から枝葉を広げるままになっているということができる。

先に述べたように、フランスの「生命倫理法」は〈人体〉を取り扱うものであり、そこには死体も含まれている。胎児の死体も然りである。しかし、同法は死産児を直接的に扱っていない。というのも、同法の法文には死産児という語はないのだ。同様に、フランスの生命倫理も死産児を直接的に取り上げてはこなかった。フランスの哲学や倫理の分野において、死産児を中心に扱うものは知る限りで皆無である。それでは、フランスにおける哲学や倫理のうち、人間の生殖や生死を扱う人々は、死産児もしくは死産児に類似する状況を思考してこなかったのだろうか。これについて、若干触れておく必要があるだろう。

バダンテールは、女性に対する母親になる宿命や「自然の摂理」とする観念に終止符を打つべく、母性本能の自明性を問い直してきた。バダンテールは、母性愛は人類始まって以来存続してきたと確信しているが、「それが必然的にすべての女性にそなわっているとは思わないし、種の存続がこの愛情だけによるものだとも思わない」（Badinter 1995＝1998: 20）と述べる。さらに、バダンテールは、最近の自然主義の復活や母性愛回帰の動きに再び警鐘を鳴らし、多様な女性の選択すなわち個人の選択に制限を設けるべきではないとする（Badinter 2010＝2011）。彼女のいう母親になる選択は、中絶から代理懐胎まで射程を広くもつ。彼女は、「人工妊娠中絶から分かるように、（代理懐胎についても、）女性はふしだらとされることなく、（子どもへ）いかなる幻想や関係性も抱くことなく、中絶することや妊娠することができる」（*Libération*, le 26 juin 2008; Borrillo 2011a）と述べる。女性の生殖の自由に基点を置き、生殖に関わる医療技術はすべての成人（中絶については未成年女性も含む）に認められるべきという立場からみると、出生前診断や中期中絶によって生じるさまざまな問題それ自体が付随的なものとしての位置付けに留まらざるをえない。

バタイユは、〈性の快楽〉と〈種の保存および繁栄のための生殖〉との乖離によって定義されるエロティシズムを論じた。そして、エロティシズムとはすなわち、「死にいたるまで生を称えること」(Bataille 1957＝2003: 16) だと述べた。バタイユの議論は本書の主題である死産児とかけ離れているように思えるが、以下に、接点をかろうじて見いだしてみる。

生殖とエロティシズムが対立してみえるように、「死は原則として誕生が目的になっている働き(生殖)と正反対の事態」(Bataille 1957＝2003: 87) にみえる。バタイユによれば、これらの対立は解消可能であり、そのためには、「不連続な存在である私たちにとって、死が存在の連続性という意味を持つ」(Bataille 1957＝2003: 20) ことを明示すればよいという。バタイユはまず、生殖を行う存在は互いに異なっており、産み出された存在は、己を産み出した存在とも異なっているとする。ひとつの存在と他の存在との間には不連続性があり、我々はみな不連続な存在であるという。しかし、こうした各々の存在の不連続性を脅かすのが実は生殖でもあると彼はいう。生殖は死と密接に結びついているからであるとする。次に、バタイユは、エロティシズムの本質が人間社会における禁止の侵犯にあるとする。禁止の内実のひとつに彼が取り上げるのが、供犠である。生殖がそうであるように供犠においても、生と死の連続性を垣間みることにより、我々に存在の連続性を想起させるのだという。彼の論点の核心は、存在の連続性が死に依存しているということではなく、「死は存在の連続性を露に示す」(Bataille 1957＝2003: 36) というものである。死と存在の連続性との双方の魅惑が、エロティシズムを支配しているというのだ。そして、彼のいう存在の連続性とは、不連続な存在の死に注意を向ける者たちに顕現するもの、あるいは不連続な存在の死が顕現させる要素を分有すること、あとに残るもの、なのである（Bataille 1957＝2003: 36）。ただし、ここで彼が注目しているのは、不連続な存在の死それ自体あるいはその死体ではなく、不連続な存在の死が我々にもたらす深い作用、すなわち彼の言うところの無限性なるものについてである。

バタイユいわく、生殖とは「誕生と死という表向き正反対であるものが深いところで一致している」（Bataille 1957＝2003: 67）ものであり、供犠とは「生と死を合体させること、（……）死に混ぜ合わされた生」（Bataille 1957＝2003: 151）である。バタイユの論をもとに、不連続な存在の死にゆき方に焦点を当てるならば、その状態は、生と同時に死に晒される存在、生きようとしている死にゆく存在、あるいは生きているが死ぬべきとされる存在として切迫し絡み合っている点において、本書が取り上げる死産児――「死にゆく胎児」をも明示する〈死産児〉――に極めて近いということはできる。

二　胚および胎児の法的地位

次に、フランスにおける胚や胎児の法的地位はどんなものであるのか概観する。そのために、フランス民法、いわゆるヴェイユ法、および「生命倫理法」から関連する法文を抜粋するほか、国としての倫理諮問委員会や医学アカデミー、およびローマ・カトリックの見解を取り上げる。

フランスはローマ法を継承している。ローマ法は、〈人〉の権利能力すなわち法的能力の原因たる、出生の要件を厳重に定めていた。[**30] フランス民法には、出生を直接に規定するものはないが、懐胎中の相続や嫡出父子関係の推定をめぐるいくつかの条項が存在する。[**31] それらは、胎児はその利益が問題となる度に――子としての出生が他者の関係に影響を及ぼすと想定されるさいに――出生したものとみなされる、という伝統的法諺に基づくものである（Sureau 2005）。ただし、そのことは子が実際に出生しなければ有効とならない（Py 1997）。〈人〉つまり〈personne〉は、生物学的に生きて生まれたのち、民事的に出生していなければならない。このように、子すなわち〈人〉の法的な地位については一貫している。しかし、胎児や胚については、多様かつ曖昧な位置付けがなされている。

いわゆるヴェイユ法から

まず、胎児と妊娠中絶に関しては、一九七五年以来のフランスにおけるいわゆるヴェイユ法、すなわち人工妊娠中絶法[**32]が存在する。同法は、人工妊娠中絶の合法化を規定する各条文に先立ち、第一章―第一条において以下を定めている。

> この法律は生命の始まりからすべての人間（être humain）の尊重を保障する。この原則にたいし、必要があるときおよびこの法律が定める条件によるもの以外は侵害することはできない。
> （Loi n° 75-17 du janvier 1975: art.1）

ヴェイユ法は、前提としてすべての人間の尊重を保障し、法に則って行う場合に限り人工妊娠中絶を認めるとするものである。そのうえで、同法は、胎児が〈人〉であるとすることを避けるために、

〈人〉の尊重ではなく人間の尊重を謳っている。つまり、種としての人間の尊重である。同法は、「生命の始まり」を定義することなしに、「中絶の権利」と人間とを尊重するものと解されている。ここでいう「中絶の権利」とは、妊娠や中絶、すなわち産む産まないに関し女性がみずからの身体を自由に扱うことを意味している。ただし、そのことが「権利」として法文に挿入されているわけではない。ヴェイユ法と中絶については、本書の第二章で詳しく述べることにする。

いわゆる国家倫理諮問委員会（CCNE）の見解から

次に、先にも述べた、「生命科学と保健のための国家倫理諮問委員会（CCNE：Comité Consultatif National d'Éthique pour les sciences de la vie et de la santé)」、すなわち通称国家倫理諮問委員会は、一九八四年の見解第1号[※33]で以下のように述べている。

> 胚または胎児は、すべてが尊重されるべきであり、生きているあるいは生きていた潜在的人(personne humaine potentielle）として認識されなければならない。（CCNE Avis n° 1 1984: I）

CCNEも、ヴェイユ法と同様に、胚や胎児を〈人〉であるとも〈物〉であるとも明示しない。しかし、「潜在的人」として、胚や胎児を〈人〉に近く位置づけている。また、同見解では、胚性および胎児性組織の採取は、治療、診断および科学的目的である場合に限り妥当性があるとしている。実は、ＣＣＮＥの見解第1号は、一九九四年のいわゆる「生命倫理法」の基盤をなすものである。

いわゆる「生命倫理法」から

そして、ヴェイユ法がそうであるようにいわゆる「生命倫理法」も、胚の地位に関して、生物学的あるいは科学的な基準に基づく明確な定義を与えることを避けている。医療技術や診断技術の進展に伴って胚の定義や地位が変動することを避け、胚の地位を守ると同時に、法律というものの普遍性を遵守するためとされている。次に述べるように、一九九四年の「生命倫理法」とは、〈人〉について「人体の尊重」を規定するものである。同法はさらに、「人体の尊重」の規定を民法典第一六条および第一六条の一として民法典に挿入した。その条文は以下の通りである。

第一六条
法律は、人（personne）の優位性を確保し、人の尊厳（dignité humaine）に対するあらゆる侵害を禁止し、人間（être humain）をその生命の始まりから尊重することを保障する。（Code civil art.16）

第一六条の一
各人（chacun）はみずからの身体を尊重される権利をもつ。人体（corps humain）は不可侵で

ある。人体、人体の要素、および人体の産物は、財産権の対象になりえない。(Code civil art.16-1)

「生命倫理法」が法体系を築いていく過程は、同法の一九九四年法、二〇〇四年法および二〇一一年法という現在も続く長期的な改正にみることができる。ここでは、いわゆる「生命倫理法」として包括しその概略を述べる。同法は、人体要素すなわち臓器、組織、細胞、卵子、精子、胚、遺伝子、中絶胎児および死者などへの侵害を禁じ、人体の不可侵と譲渡不能を謳うものである(Sicard 2009; Borrillo 2011a)。そのうえで、同法は、実施可能な生殖補助医療技術や移植技術を明確にし、ヒト胚の研究も一部を認めている。いわゆる余剰胚に限り研究が可能であり、研究にも生殖補助にも利用されない体外受精胚は期限内に廃棄されなければならない。

国立医学アカデミー、ローマ・カトリックの見解から

一方、国立医学アカデミーは、二〇〇二年に、胚や胎児について「尊重、治療および配慮を受けるに値する患者(patient)である」と宣言している(Sureau 2005)。胎児や胚は、医学や医療において患者と認識することが公言されたのである。

他方で、ローマ・カトリックは、胚や胎児のほか人あるいは人間に関する教説とともに、生命にかかわる「規範」として参照される。ローマ・カトリックは、生命をその開始から保護することを訴え

る立場である。まず、その一九七四年のいわゆる「堕胎に関する教理聖省の宣言」によれば、「まさに受精（fertilization）のときから、人間（human）の生命の冒険が始まる」（Sacred Congregation for the Doctrine of the Faith 1974: n. 13）とし、「受精のときにすでに人間（human）となるのでなければ、その後に人間（human）となることはありえない」（Sacred Congregation for the Doctrine of the Faith 1974: n. 12）としている。次に、一九八七年のいわゆる「生命の始まりに関する教書」によれば、「人間（human being）は、その存在の最初の瞬間から人（person）として尊重されるべきである」（Congregation for the Doctrine of the Faith 1987: 5- I -1）とし、同様に「人間（human being）は、受胎（conception）の瞬間から人（person）として尊重され扱われるべきである」（Congregation for the Doctrine of the Faith: 5- I -1）としている。端的にいえば、ローマ・カトリックでは、人間は受胎のときから〈人〉とみなされるということである。このことから、ローマ・カトリックは中絶および胚研究を禁止している。

なお、この他にも、生命への段階的な線引きに応じた保護を訴える見解が多数ある。それらは国および論者によってさまざまである。たとえば、胚を保護の対象とする時期については、受精七日目に子宮に着床したときからとするものや、子宮内に着床したときから、あるいは受精七週前後に神経構造が形成されたときからとするものまで幅広い。また、受精後一四日以前すなわち原始線条の出現する前の胚については、ヒトの個体ではなく未分化な細胞の集まりとみなす見解もある。

フランスにおける胚や胎児の位置づけの概観から、次のことが浮かび上がる。第一に、フランスにおける胚や胎児は原則として尊重されるべきとされているが、他の諸価値との均衡を図る場合は例外が認められるということである。第二に、「生命倫理法」において、少なくとも人工妊娠中絶胎児や体外受精胚はその保護と利用が明確に規定されているが、胎児の死体それ自体の枠組みは極めて曖昧であるということである。言い換えれば、生殖補助医療技術や再生医学とかかわりのない胎児の死体の位置付けは不明瞭である。こうした死体は、〈人〉の死体の枠組みにも入りえないようにみえる。「生命倫理法」という体系のなかに、〈死産児〉はどう配置されるのか、されないのか。また、「死んで生まれた子ども」や「出生しなかった子ども」を包括しているいわゆる死産児という枠組みから、フランスの生命倫理はどのようにみえてくるのか。これらの点を検討する必要がある。なぜなら、生命倫理のフィールドで、〈死産児〉という共通のランガージュを行うことによって、周産期における倫理的問題の所在をはっきりさせることが可能であるし、必要だからである。

三　死産児に関する先行研究

フランスにおける法的な意味での死産児とは、母胎外に分離された時点ですでに死んでいる子ども、および、生きて生まれたが出生の届出前に死んだ子どもをさす。端的には、民事的に出生しなかったすべての子どもを意味する。以下では、先行研究を踏まえ、フランスでの死産児の位置付けを概観する。

フランスで、胎児の死体を解剖病理学的に分析した文献は今日まで膨大にある（Razavi-Encha et al. 1988; Laussel-Riera et al. 2000; Mirlesse ed. 2002; Carles et al. 2005; Lorin de la Grandmaison 2007）。とはいえ、フランスでは、死因究明や医学教育、すなわち医学目的の解剖や採取および摘出について、成人および小児の場合の規定はあっても胎児に限定した規定はない。事実上、胎児の死体解剖などの実施は、医師にほぼ一任されてきた（Gabolde et Hors 2000; 橳島 2003）。

これに対し、再生医学や再生医療の枠組みで、胎児の死体からの採取や利用を初めて規定したのが、生命倫理に関するいわゆる二〇〇四年法[※34]である（橳島ほか 2005; 橳島・小門 2005; 小門 2008）。フランスでは同法のもと、国家機関の許可を得るなどしかるべき手順を踏むことによって、再生医学および再生医療の目的で、中絶胎児の組織や細胞を利用することが可能となった。しかし、同法では、中絶胎児がもっぱら人工妊娠中絶胎児として扱われており、流産や自然死産の場合の死体を含むか否かは明確ではない。なお、同法が扱う胚とは体外受精胚を意味する。

中絶胎児をめぐる同法の概略は以下の通りである。人工妊娠中絶による胎児の組織や細胞は、診断、治療および科学研究の目的に限り、摘出、保存および利用することができる。中絶を受けることを決めた女性は、胎児組織等の摘出の目的を医療者から知らされた後、書面によって医療者に同意を与える必要がある。この手続きは、女性が中絶を決定する前に行われてはならない。つまり、中絶の決定と胎児利用の決定が分離されている必要がある。また、胎児利用について同法は、研究を目的とする場合と治療を目的とする場合に分けて規定している。摘出された胎児組織や細胞は、研究を目的——

中絶をもたらした、あるいは中絶を決めることになった要因や死因を調べる以外の目的——とする利用の場合に保健大臣への届出を要し、かつ、その利用に先立って生物医学庁（Agence de la biomédecine）による研究計画の許可が必要となる。さらに、治療を目的とする利用では、保健食品衛生保全庁（Agence française de sécurité sanitaire des aliments）の認可した施設でしか行えない。これらに鑑みると、予期しなかった流産や死産による流産児や死産児の死体は利用の手続きができないことになるが、そのことについての規定はない。[※35] なお、ヒト胚およびヒト胚性幹細胞については、「生命倫理法」の二〇一一年法[※36]が、原則禁止としながら一部の研究のみを例外的に認めている。[※37]

死産児とフランス刑法の関係では、医療過誤や交通事故によって、母胎内で胎児が死亡した場合あるいは死産で娩出された場合が取り上げられ、そこでは胎児の地位と罪刑が争われる（Lamboley 2002; Demont 2002; 末道 2003a, 2003b, 2012; 岡崎 2012）。いずれの場合も、胎児は〈人〉ではないという一貫した立場から、これまで、最終判決が出生前の胎児に対する直接的な過失致死罪を認めたことはない。最終的には母親に対する過失致死罪あるいは傷害罪を認めることで終結している。これに関し、岡崎（2012）は、胎児は〈人〉ではないことから、〈人〉に対する過失致死罪は胎児について成立しないとする判決について、刑法の厳格解釈の原則上では妥当とみなす。そして、胎児に過失傷害を与えた結果、出生後の子どもすなわち〈人〉に身体障害が及んだり死亡したりした場合は過失傷害罪や過失致死罪が認められることに一定の評価を示している。これに対して、末道（2003a）は、過失によって出生前の胎児を死亡させた場合ではなく、過失によって出生後の胎児（引用者註：出生しているので厳密には新生児）に傷害が及んでいる場合が処罰の対象となることについて不均衡を述べている。つまり、親によって「生まれてくるはずの子ども（enfant à naître）」と認識されていた胎児への第三者による過失に対し、胎児を死亡させることよりも、胎児に傷害を負わせることに可罰性を認めることの妥当性が再考される必要があるとする。言い換えれば、「生まれてくるはずの子ども」について、死のほうが傷害よりも過小評価されていることに異論を唱えているわけである。Lamboley（2002）によれば、刑法における胎児とは、判事の解釈次第でさまざまな下級審判決が出るほど曖昧な位置付けにあるのにもかかわらず、最終的には〈人〉か〈物〉かの二分法に依拠し、胎児が過失致死の被害者になることは不可能だとしている。

死産児とフランス民法の関連では、死産届の作成に「生存可能性（viabilité）」の基準、すなわち母胎外で生存可能と想定しうる胎児の数値的基準を用いることを廃止した二〇〇八年の破毀院判決について言及している文献がある（小林 2008；林 2008；Corpart 2008；Manaouil et al. 2009）。数値的基準とは妊娠週数二二週以降もしくは胎児の体重五〇〇g以上という基準である。このいずれかの数値を満たす場合に、「死んで生まれた胎児」もしくは「（民事的に）出生しなかった胎児」は、母胎外で生存可能な時期に死んで産み出されたとして死産児と認定されてきた。

二〇〇八年破毀院判決以降、「生存可能性」に関わるいずれの数値的基準も満たさずに死亡した胎児についても、親の任意で死産届を提出することが可能となった。詳細は第一章で述べていくが、死産届が出された胎児は、〈人〉でも〈物〉でもない第三の存在とみなすべく、一定程度の地位が与えられる。なお、フランス民法では、新生児すなわち〈人〉の生物学的な出生が医学的もしくはそれに準ずる仕方で証明されること、および生物学的な出生に続き三日以内に民事的な出生の手続きがなされることをもって、法的な〈人〉の出生が成立する。換言すれば、子が生物学的に出生してもその証明ができず、民事的に出生する前に死亡した場合は、死産児としてしか手続きできないことになる。

死産児に関する歴史学研究では、Gélis（1977, 1988, 2006）が、中世以来のカトリックにおける死産児の洗礼と埋葬の関係を詳細に辿り、長谷川博子（1984）や長谷川まゆ帆（2011）が、産婆と死産児の洗礼との関係を論じている。いずれも、宗教的には死産児に洗礼を施すことはできず、また、洗礼を受けていない子どもは教会での埋葬が認められないことから、わずかな生の徴候を期待し洗礼を施すがために蘇生の儀式が行われたことを述べている。また、子の出生隠滅と死産児に関する歴史では、子殺しや子捨ての事象も含めながら研究したものが多数ある（Aliès 1960＝1980; Laget 1977; 長谷川博子 1984; Flandrin 1984＝1993; 福本 1985; 西 2001; Morel 2002; 長谷川まゆ帆 2011）。

さらに、医療施設での死産児のグリーフケアに関する研究は、枚挙にいとまがない。一九八〇年代までは、医療者による「善意」のもと、医療施設で娩出された死産児は、その存在のすべてが母親にたいし隠されてきた（Gélis 2006; Picard et Dumoulin 2007）。そうした子どもの死は、「見られもしない知られもしない死」（Legros 1999: 68）であった。現在では一転して、死産した産婦は、分娩室や個室で近親者とともに死産児を囲み一定期間を過ごす（Breton 1986; Mirlesse ed. 2002）。フランスの特徴は、死んだ胎児全般について、予期しなかった流産や死産の場合と同様もしくはそれ以上に、障害をもつなど胎児の状態を理由として人工妊娠中絶をした場合のグリーフケアが積極的に推奨され実施されていることである（Delaisi de Parseval 1997; Sirol 2002; Séguret 2003; Bydlowski 2011）。つまり、分娩を伴う中・後期中絶――吸引粉砕による初期中絶と異なる――と、グリーフケアが、対をなしてあらかじめ計画されている（Milliez 1999; Hanus 2004）。そのさい、少なくとも、死んだ子どもの姿を見ておくこと、あるいは写真を残しておくことは、子の死別や喪失に伴う親のトラウマを緩和することに有効であるとされている。もちろん、そうしたケアは親が望んでいることを前提としたものである。

死産児の死体の医療施設での扱いは、遺体と「医療廃棄物」とに大別される。その区別にも胎児の「生存可能性」の基準が用いられる。遺体であれば葬儀の対象であるし、「医療廃棄物」であれば焼却の対象となる。〈人〉の死体は近親者による引き取りがない場合、後に述べるいくつかの政令に沿って、医療施設がしかるべき仕方で処遇する必要がある。しかし、胎児の死体に特化した規定はなく、事実上は医師や医療施設の裁量に任されてきた（Py 1997; Moutel 2008a）。このことは死産児の死体の解剖や摘出および保存と大きく関係するが、二〇〇五年のサン・ヴァンサン・ド・ポール病院での胎児標本事件が明らかとなるまで問題視されてこなかった（Sureau 2005）。これらの一連の関係については、第三章で詳しく論じる。

死産児の死体と葬儀について現代の枠組みで述べたものは、火葬に関するものが圧倒的に多い（Hanus 2004; 石井良次ほか 2006; Picard et Dumoulin 2007; 石井良次・八木澤 2010）。というのも、死産児の死体は、一般的には自治体の共同墓地に埋葬することができず火葬とせざるをえないからである。

宗教的には、洗礼を受けずに死んだ子どもは埋葬できないことに基づいている。死産児の死体は、一般的な処遇としては、医療施設内外の死体焼却炉で焼かれ遺灰となったあと、親もしくは医療施設職員によって散灰専用の墓地に撒かれる。[※38] これについても、第三章で述べていくこととする。なお、昨今は、フランスにおけるカトリックと埋葬の関係が世俗化しており、〈人〉の葬儀において火葬が増えているという（Vigilante 2006: 福田ほか 2010: 八木澤 2010）。墓地が足りないことも関与している（福田ほか 2010: 八木澤 2010）。埋葬の宗教的な重要性が希薄化しつつあるフランス社会において、死産児については、必ずしもそうであるとは限らないようである。というのも、散灰に参加した親たちは、遺灰を撒いた場所に植物や木板などで墓標を作り（Milliez 1999: 長江ほか 2010: Berchoud 2007）、墓に見立てていくのだという。

第三節　本書の主題と方法および構成

本書で死産児を取り上げる理由は、少なくとも日仏英米の生命倫理（学）において、「死にゆく胎児」の存在をも明確にした〈死産児〉というカテゴリーがなく、その存在の生命倫理的な検討がほとんど空白になっているからである。本書でいう「死にゆく胎児」は、実際には生きていた／生きているのにもかかわらず、その所在や処遇が一般に明らかとされない。そればかりか、妊娠二二週未満の出生児、重症新生児、および中・後期中絶の胎児のように、胚や胎児や新生児という枠組みではとらえきれていないようにみえる存在そのものが、いわゆる死産児へと包括されていくことで闇から闇へ葬られている。そのことは、周産期における倫理的諸問題を、まさに、胚、胎児、新生児という枠組みでしか扱ってこなかったことによるものである。そして、胚や胎児や新生児の死にゆく過程が看過される一方、他方では、かれらがどの時点で死ぬのが妥当であるか、もしくはかれらがどの時点で死ねば既存の枠組みに収まるかに論点が向けられていることによる。

とりわけ中絶の問題では、これまでの議論は常に、胚や胎児や新生児が〈人〉であるかどうかを問うている。あるいは、中絶可能とする妊娠週数の線引きが繰り返されるか、そうでなければ、中絶胎児をどう利用するかに集中してきた。生殖における医療技術や診断技術は飛躍的に進展していくが、診断に対応する治療方法の検討は遅々として進まず、診断名あるいは疾患名の細分化のほか、診断された疾患の発生予防に関心がシフトされて久しい。ここでいう予防とは、出生前診断および受精卵診断による胚や胎児の選別、人工妊娠中絶を意味する。その過程では、生まれてくるはずであった当該胎児がなぜ死ななければならないのか、そして、胎児の死体の利用の有無にかかわりなく、死んだ胎児自体をどのようなルールにしたがって扱うのかということへの検討がすっぽりと抜け落ちている。そのことが問われることなしに、中絶の適用や中絶胎児の利用が「倫理的」に検討されている。これが最も重大な倫理的問題といえるのではないか。こうした倫理的問題を、あたかも存在しない問題として統治するための便利な回収箱となるのが、いわゆる死産児なのである。したがって、死産児という回収箱から倫理的問題を拾い上げていく作業が必要である。

本書の意義は、フランスの生命倫理と死産児とを結びつけて検討することにあり、それに基づきながら、日本における死産児の問題を浮き彫りにし倫理的な示唆を得ようとすることにある。というのも、フランスの生命倫理では、生殖に関係する法制度や医療制度の秩序が見えやすい仕組みになっており、翻って、その秩序から外れる問題を明確に抽出することが可能だからである。本書が全体を通して論じるのは、医学や法学で定義しきれない、生きているとも死んでいるともつかない死産児、および胎児であるとも新生児であるともつかない死産児であり、そうした死産児へいかなる処遇がなされているかについてである。

これらを踏まえたうえで、本書では第一に、生きている胎児が死産児になっていく過程を法的および医学的に明らかにする。第二に、その過程における医学的・法的・社会的コンフリクトを浮き彫りにし、いなかる場面で倫理というものが利用されるのか、あるいは看過されるのかについて分析する。第三に、いわゆる「生命倫理法」に〈死産児〉を配置することから見えてくる生命倫理を検討する。

第一章では、「死にゆく胎児」として流産児を取り上げ、死産児の承認における法的および医学的関係を、フランスの二〇〇八年の破毀院判決から分析する。まず、生まれる前に死んだ子の証である「生命のない子どもの証明書」とその用途に関わる歴史的変遷を示す。次に、同証明書を作成するさいの条件や判断基準を、フランス民法とWHOの「生存可能性」基準との関係で整理する。さらに、同証明書のもつ意味と機能について、出生や出産の観点から検討していく。

第二章では、「死にゆく胎児」として、妊娠の中・後期の中絶胎児を取り上げる。まず、フランスで妊娠一五週以降から妊娠末期まで行われている、医学的人工妊娠中絶（IMG: Interruption médicale de la grossesse）の方法や医療専門家らによる審議の仕組みについて論じていく。次に、妊娠の中・後期中絶と生きて生まれる中絶胎児の関係を、医療技術の変遷の視点で考察する。そのうえで、出生前診断の結果から、母胎内で生きている胎児を障害等の理由で、妊娠二二週以降に中絶することにともなう倫理的問題を新生児医療の観点から述べていく。

第三章では、「死にゆく胎児」が死んだ後の死体にかかわる問題を取り上げる。そのために、いわゆる死産児の死体の処遇をめぐる法的および医学的関係を、二〇〇五年にパリの公立病院で起こった胎児の死体標本事件に対する国家機関による監査報告書から分析および考察していく。それに基づき、胎児の死体の解剖、保存、焼却、および埋葬に関わる処遇について、死者との対比を行う。このようにして、フランスの生命倫理の本質的な問題を、いわゆる死産児の死体の扱い方から浮き彫りにすることを試みる。

終章では、結論および考察と今後に残る課題を示す。

註　序章

**1　死産については、英語圏では一般に「stillbirth」あるいは「stillborn」と表記される。両者の違いは、本書の第一章および第二章で詳しく述べる。WHOは二〇〇三年より、「死産児(deadborn fetus)」について「胎児死亡(fetal death)」と表記している。WHOによる疾病分類の項目において、「妊産婦死亡(maternal death)」や「妊婦関連死亡(pregnancy-related death)」などの項目の名称との整合を図ったものとみられる。なお、森(2003, 2009)は、「『死亡胎児』とは、流産、死産、中絶によって死亡した胎児であり、『中絶胎児』というよりも広い意味が含まれている」としている。一方、多くの国では統計や民法において、「死亡胎児」ではなく、「胎児死亡」もしくは「死産児」を用いており、とりわけ民法では「死産児」が採用されている。

※※2 WHOはその公式サイトにおいて、早産の定義について、妊娠週数に基づきさらに三つに区分したものを明記している。それによれば、妊娠二八週未満の分娩を「超早産(extremely preterm)」、妊娠二八週以降三二週未満の分娩を「極早産(very preterm)」、妊娠三二週以降三七週未満を「平均〜後期早産(moderate to late preterm)」としている。http://www.who.int/mediacentre/factsheets/fs363/en/

※※3 各国における死産の定義はさまざまである。日本以外の諸外国での状況は次のとおりである。ドイツでは、胎児の体重が五〇〇g以上で呼吸および血液の循環なく生まれた場合をいう。イギリスでは、妊娠二四週以降に母胎外に娩出されたのち、呼吸をしない、もしくはいかなる生の徴候もみせない場合をいう。オーストラリアでは、妊娠二〇週以上もしくは胎児の体重四〇〇g以上の場合をいう。アメリカでは、死産について直接的な定義はなく、統計上では、出生(live birth）のほかは、胎児死亡（fetal death）と妊娠中絶（termination of pregnancy）の枠組みだけである。この妊娠中絶とは人工妊娠中絶である。胎児死亡については、WHOの定義とともにアメリカ連邦ガイドラインの定義が用いられており、同ガイドラインは、胎児死亡について妊娠二〇週以上もしくは胎児の体重三五〇g以上の場合とすることを推奨している。しかし、妊娠週数と胎児体重との組み合わせは、各州で規定が異なる（Gourbin and Masuy-Stroobant 1995; National Center for Health Statistics 1997; 島本 2005; Lahra 2006）。

**4 「死産の届出に関する規程」第七条では、届出人について以下のように定めている。死産児について届出をする者として最初に父を、父が届出をすることができなければ、その次に母を規定している。父母が共にこれを履行できない場合は、同居人、死産に立ち会った医師、死産に立ち会った助産師、その他の立会者、の順でいずれかの人が届出をすることを義務づけている。なお、届出人は、市長村長もしくは区長にたいし書面によって死産届を提出しなければならない（第四条および第五条）。また、同規程は第一条において、「この規程は、公衆衛生特に母子保健の向上を図るため、死産の実情を明らかにすることを目的とする」と明示している。

**5 とりわけ、人工妊娠中絶による娩出であれば、「死産」とするほかにはない（石井トクほか 1993; Milliez 1999）。

**6 死産すなわち死んで娩出された場合の対極が、生産《せいざん》すなわち生きて娩出された場合である。

**7 端的には、二二週娩出児が生産《せいざん》となるか死産となるどうかは、おもに医師が、二二週娩出児を生産《せいざん》として扱おうとするか死産として扱おうとするかどうかによる。それはほとんど、医療手続き上どうするかという問題を意味している。つまり、生産《せいざん》と死産の「ふるい分け」において、生産《せいざん》が必ずしも法的な出生と同等に扱われるわけではなく、娩出児に生命の徴候があるという客観的事実が唯一無二の指標となっているわけでもない。

**8　一九八六年に医師の仁志田博司が公表した、いわゆる「東京女子医科大学新生児集中治療室における治療方針決定のクラス分け」（仁志田 1986; 仁志田ほか 1987）の基準である。これは、一医療施設における院内基準であったにもかかわらず、その後の国内の臨床において、通称「仁志田のガイドライン」として使用されてきた。仁志田ら（1987）は、「新生児医療における倫理的観点からの意志決定（Medical Decision Making）」と題する論文において、「クラス分け」であるAからDまでの四つの区分を明確にし、なかでも「Class D」を、「これまでの治療をすべて中止する」ものとした。しかし、これについて後に仁志田（1991）は、「現在の日本の医療現場において、たとえ医学的倫理的判断であるとしても、社会一般も医療従事者が死に直結する行為を行うことを認めていないこと、直接患者の死につながる行為が容認されるほど法的環境が整っていないこと」（仁志田 1991: 141）を理由とし、「Class D」を選択することはないと補足した。他方で、「Class C」を、「現在行っている以上の治療は行わず一般的養護（保温、栄養、清拭、および愛情）に徹する」（仁志田ほか 1987）とし、その対象として、「トリソミー一三、トリソミー一八、無脳児、重症仮死で出生した五〇〇g未満の超未熟児、人工換気中に高度の頭蓋内出血を伴い神経学的反応が見られなくなった児」（仁志田ほか 1987: 仁志田 1991: 坂田・仁志田 1995）を挙げている。

**9　一九九九年に医師の船戸正久が公表した「淀川キリスト教病院における倫理的、医学的意志決定のガイドライン」である。同「ガイドライン」は、「仁志田のガイドライン」を参考に同じく四つの段階を設定したものであり、なかでも「Class C」を「緩和的医療」、「Class D」を「看取りの医療」とあらたに定義し直した。船戸（1999）は、「緩和的医療」については「現在行っている以上の治療は加えないで、その『生命力』にゆだねる」とし、「看取りの医療」については「現在行っている人工呼吸器を含むすべての医療を過剰医療として中止し、自然経過にゆだねる」とした。船戸の同「ガイドライン」では、仁志田が適用しなかった「Class D」を取り入れたうえで、「Class D」もしくは「Class C」に該当する具体的な疾患を挙げている。その対象は、一〇分以上アプガールスコアが〇点あるいは三〇分以上自発呼吸がないなどの重症仮死、脳死もしくは広汎性脳壊死と診断される重度低酸素性虚血性脳症、脳室内出血Ⅳ度と診断された重度脳室内出血のほか、無脳児、ポッター症候群、一三トリソミー、一八トリソミーなどの致死的奇形としている（船戸 1999）。

**10　いわゆる二一トリソミー、一八トリソミー、一三トリソミーである。

**11　生物の細胞を薬剤処理したのちに染色し、染色体の数と形状を観察しながら、形の大きいものから順に染色体を並べて撮影したものが核型である。ヒトには、二二対の常染色体と一対の性染色体の計四六本の染色体がある。常染色体は形の大きい順に番号が振られる。また、たとえば、二一番目の染色体が一本多く計三本ある場合、二一トリソミーと呼ばれる。

＊＊12　ＮＩＰＴは、それを行う認定医療機関における「カウンセリング」との抱き合わせで実施されることを条件に導入が決定された。三〇分程度で行われている「カウンセリング」において、「染色体異常」のある子どもを育てるための情報や、ＮＩＰＴの帰結となる中絶の内実について、十分に触れることはほとんど困難といわざるをえない。そもそも、出生前診断の対象とされている子どもを育てるための情報が医療機関にあることは、極めてまれである（野崎 2011；Sparaco 2013＝2013）。

＊＊13　プロゴルファーの東尾理子氏へのインタヴューによるものであり、羊水検査の先には「妊娠をあきらめる」という選択肢があることについて言及している。東尾氏は、妊娠中に思いがけず受けた母体血清マーカー検査で陽性の結果を知らされたが、羊水検査を受けることはしなかった。

＊＊14　英語圏の生命倫理学について、日本では、「パーソン論」に触れることが通例となっている。英語圏の生命倫理学者たちによれば、「パーソン（person）」とは「人格」である。その「人格」とは何を意味するのかという問いをめぐる議論やそれに類似した議論が、いわゆる「パーソン論」である。一般に、英語圏の生命倫理学における「人格」とは〈人〉を意味し、生命についての道徳的権利をもつ主体を指している。性格や人柄、品性という意味の「人格」ではないので注意を要する。「パーソン論」は各学者によってさまざまである。たとえば、トゥーリーは、「パーソン」とは、持続する自己の概念をもっている場合に限り、生存権をもつ存在であるとする（Tooley

1972; 江口 2007)。エンゲルハートは、「理性をもち自律的で道徳的な能力をもった人格」が「厳密な意味でのパーソン」であるとしている(江口 2007)。これらは「パーソン論」のごく一部であるが、大きく言うと、「パーソン論」を用いることにより、種としてのヒトすなわちホモ・サピエンスの構成員において、「パーソン」である場合とそうでない場合とを弁別しようとするものである。具体的には、おもに、胚、胎児、新生児、脳死者について、「人格」の概念やその範囲をどう決定できるのかを考えるものである。

※※15 たとえば相沢は、「person」に「ひと」という訳を付けている(English 1975＝2011: 141-155)。「person」を「人」と記す訳書も少なくない。本書では、権利の主体となる人あるいは法的な人を、〈物〉と対比するという意味で、一貫して〈人〉と明記する。

※※16 「ホモ・サケル」はローマの古法に登場し、ラテン語の「homo(人間)」と「sacer(聖なる)」で「homo sacer」と記され、「聖なる人間」を意味する。アガンベンは、ローマ帝国期の文献に基づき以下を引用している。「聖なる人間とは、邪であると人民が判定した者のことである。その者を生け贄にすることは合法ではない。だが、この者を殺害する者が殺人罪に問われることはない」(Agamben 1995＝2003: 103)。これについて、小泉は次のように説明を加えている。「ホモ・サケルは殺してもOKだが、殺したからといって、何かの役に立つ人間ではない。逆に言えば、殺してもかまわないが、その死に何の意味も発生しないような人間が、ホモ・サケルと称されている」(小泉 2012: 223)。

＊＊17　フランスのいわゆる「生命倫理法」は、一九九四年のいわゆる「記名データ法」、「人体尊重法」および「移植・生殖法」の三法をもとに、「生命倫理に関する法律」と総称される。「生命倫理に関する法律」は、民法典、保健医療法典、刑法典等も包括し、今日まで細部にわたって再検討を重ねてきた膨大な法体系である。同法体系は、二〇〇四年および二〇一一年に改正を加えており、それぞれ一九九四年法、二〇〇四年法、二〇一一年法と呼ばれる。一九九四年法は以下の三法である。

– Loi °94-548 du 1er juillet 1994 relative au traitement de données nominatives ayant pour fin la recherche dans le domaine de la santé et modifiant la loi °78-17 du janvier 1978 relative à l'informatique, aux fichiers et aux libertés（保健分野における研究を目的とする記名情報の処理に関する、および情報処理・情報ファイル・自由に関する一九七八年一月六日の法律第94-548号を改正する一九九四年七月一日の法律第94-548号）。情報保護法へ挿入される。

– Loi °94-653 du 29 juillet 1994 relative au respect du corps humain（人体尊重に関する一九九四年七月二九日の法律第94-653号）。民法典へ挿入される。

– Loi °94-654 du 29 juillet 1994 relative au don et à l'utilisation des éléments et produits du corps humain, à l'assistance médicale à la procréation et au diagnostic prénatal（人体構成要素および産物の贈与と利用、生殖への医学的補助ならびに出生前診断に関する一九九四年七月二九日の法律第94-654号）。保健医療法典へ挿入される。

**18　一九六〇年代から一九七〇年代の米国における「bioethics」のムーブメントを背景に、フランスでは、一九八〇年代に生命倫理という語だけを輸入した。さらに、それを「bioéthique（ビオエティック）」と造語した。当初、フランスにおける生命倫理は、米国の社会政治的な文脈の検討において展開されていたが、次第にフランス独自の生命倫理を発展させることへ転向した（Bateman 2012）。フランスでは、米国の生命倫理について、その分野自体のスペシャリストの養成に向けた観念であるとか、医療技術革新の暴走やスキャンダルに対する予防的操作であると認識されてきた（Bateman 2012）。米国の生命倫理とは、一方では、人類改造の欲望やその技術的可能性を問う観念の進歩を否定せず、他方で、生物圏は神聖で不可侵であることが自明の理となっているとされた（Taguiff 1995）。人類開発の空想から創造された倫理とは、結局、科学的知識や科学技術が制限されることへの恐れの倫理でしかないと解された（Isambert 1983; Taguieff 1995）。

19　フランスでは、生命倫理を論じるさい、それは「éthique biomédicale（生物医学倫理）」であると好んで説明が加えられ、米国の生命倫理とはおよそ異なるものであることが強調された（Bateman 2012）。なお、「生物医学（biomédecine）」という分野は、フランスでは一九六〇年前後に現れていた。一九五八年のオルドナンス20によって、一九世紀末より続いた、医学と生物学すなわち治療と研究の二元分離の構造が変革されたのである。これまで独立分散していた、医学部、中央病院および主要研究所は、各都市で大学病院中央研究所として統合され、治療、教育、研究の三つの機能の協同が実現した（Depadt-Sebag 2010）。生物医学の出現は、単に、生物学と医学の融合をもたらす医学研究の構造変革からもたらされたものではなく、背後にある遺伝子工学研究への期待によるものであった（Taguieff 1995: Hirsch ed. 2010）。続いて、一九六〇年の政令[※※21]により、公立病院や大学の医師および医学教員の身分が明確にされ、これにともなって、特定の身分を有する医師団が病院における倫理規範を定めることを認めた。さらに、一九七四年には、人間に対する「生物医学研究（recherche biomédicale）」の歴史と発展に向け、国立衛生医学研究所倫理委員会（Comité d'éthique de l'Inserm）を研究機関として創設した[※※22]。これは、一九四七年のニュルンベルクコードや一九六四年のヘルシンキ宣言にみる、人を対象とした臨床医学研究における倫理の重要性を訴えた国際的な流れを踏まえたものであった。フランスでは、米国の生命倫理の動きとは別に、実践医学や科学研究の分野で専門的知識と道徳的権威をもつとされる人々の地位がすでに確立されており（Bateman 2012）、その基盤のもとに生物医学倫理を発展させたかったのである。フランスにおいて、生物医学倫理という語が頻用されることになったのは、米国の生命倫理との違いを強調するためである一方、他方では自国あるいは欧州の医療倫理とも違うものを打ち出す必要性があったことによる。フランスの立法者は、科学の進展にともない、ヒポクラテスの誓いに遡る医者と患者の二者関係に依拠したこれまでの医療倫理では足りないことを認識していたとされる（Sicard 2009: Hirsch ed. 2010）。

※※20 Ordonance n° 58-1373 du 30 décembre 1958 relative à la création de centres hospitaliers et universitaires, à la réforme de l'enseignement médical et au développemet de la recherche médicale（大学病院中央研究所の創設および医学教育の改革ならびに医学研究の発展に関する一九五八年一二月三〇日のオルドナンス第58-1373号）。

**21　Décret n° 60-1030 du 24 septembre 1960 sur statut du personnel enseignant et hospitalier des centres hospitaliers et universitaires（公立病院および大学の職員ならびに教員の身分に関する一九六〇年九月二四日の政令第60-1030号）。

**22　フランスは、一九三九年に、国内最大の政府基礎研究機関である国立科学研究所（ＣＮＲＳ：Centre Nationel de la Recherche Scientifique）を設立し、一九六四年には、国立衛生医学研究所（INSERM: Institut National de la Santé et de la Recherch Médicale）を創設した。一九七四年の国立衛生医学研究所倫理委員は、このＩＮＳＥＲＭに併設された。

**23　Decrét n° 83-132 du 23 février 1983 portant création d'un Comité consultatif national d'éthique pour les sciences de la vie et de la santé（ＣＣＮＥを創設する一九八三年二月二三日の政令第83-132号）。

**24　二〇一五年一月現在、ＣＣＮＥは、一名の委員長（再任可能な二年任期）、三九名の構成員（四年任期）および三名の名誉委員長からなる。構成員は次の三つの専門領域にわたる。①「哲学的およびスピリチュアル的系譜（les principales familles philosophiques et spirituelles）」の領域では五名の構成員がおり、哲学者および神学者が占める。なお、この領域の構成員と委員長に限り、いわゆる「生命倫理法」に基づいて大統領から任命される。②「倫理的問題への彼らの権限と関心（leur compétence et leur intérêt pour les problèmes éthiques）のため選ばれた人」の領域には、一九名が占める。その内訳は、医学部名誉教授、生物医学庁職員、臓器移植専門管理職員、公立大学病院機関管理職員、上・下院議員、国務院調査官、破毀院名誉指導員、哲学者、法学者等からなり、そのうち六名が医学者である。③「研究セクター（secteur de la recherche）」の領域は一四名からなり、自然科学および人文科学を専門とする者が占め、そのうち八名が医学者、四名が科学者である。なお、現在の委員長は医学者が務めている。http://www.ccne-ethique.fr/sites/default/files/liste_membres_0.pdf　http://www.ccne-ethique.fr/sites/default/files/ccne_0.pdf

25　それは、生物医学と倫理をめぐる諸問題について立法によって対応しようとする、フランス独自かつ世界で最初の試みであった。その間のさまざまな動きは以下の通りである。まず、一九八五年、Fagot-Largeault[26]により、「L'Homme bioéthique（人の生命倫理）」と題する著書が出版された。フランス人によりフランスで出版されたこの著書では、次のことが指摘されている。すなわち、倫理よりも先に誕生している新しい科学技術を眼前に、科学と倫理に関する議論はますます活気づくであろうが、そこでの倫理とは、合理的選択のための術へと容易に移行するものに過ぎない（Fagot-Largeault 1985）、ということである。続く一九八八年、政府の行政上の諮問機関である国務院が、「生命科学：倫理から法へ（Scciens de la vie: de l'éthique au droit）」と題した報告書を提出した。[**27]同報告書は、「人の生殖における新しい医療技術によってもたらされる倫理的問題、すなわち生殖補助、人体実験、胚の地位、出生前診断、治験、および医療データバンクをめぐる問題」への法的解決を提案するものであった。一九八九年には、一九四七年創設の国家人権諮問委員会（CNCDH：Commission Nationale Consultative des Droits de l'Homme）が、政府より付託された「生命科学と人権に関する法律（les sciences de la vie et les droits de l' homme）」の草案に対する見解を提出した[※28]。この見解は、一七八九年の人権宣言を礎に、「科学研究、とりわけ生物医学の分野の研究における人についてのあらゆる介入は、基本的人権の実際的な尊重のもとに置かれなければならない」と明示するものであった（CNCDH 1989）。その法制化に向けて同見解が示した基本原則は、「人および人体の尊厳の尊重」、「人体やその臓器もしくは産物の非世襲」、「すべての介入における個人の自由で開かれた同意の要件」、「すべての優生学的実践の拒否」および「諸原則を侵害した場合のすべての参加者の責任」であった。一九八九年の同見解と先に述べた一九八八年の報告書は、後の立法の基礎を構成することになった（Borrillo 2011a）。フランスの生命倫理をめぐる立法化の動きにおいて、その後もいくつかの報告書が政府に出されており、一九九二年に国会が提出したものは「生命倫理に関する報告書」であった[※29]。これは、「bioéthique」の語を用いた最初の公文となった。なお、国際レベルでは、前年の一九九一年、パリに本部を置くユネスコが「生命倫理と文化（Bio-éthique et culture）」と題したシンポジウムを行っている。一九九三年には、ユネスコが「国際生命倫理委員会（International Bioethics Commitee）」を設置している。こうした流れを経て、いよいよ一九九四年、フランスで生命倫理にかかわる三つの法案が、国会によって可決される（註17参照）。

**26　フランスにおいて、「倫理」や「医療倫理」および「生物医学と倫理」等と題する著書はそれまで数多く出版されていたが、タイトルに「生命倫理」を用いた著書は、知る限りで一九八五年のFagot-Largeault のものが最初である。同著は同年に科学アカデミー賞を受賞しており、フランスの生命倫理に影響を与えたことは否めないであろう。

27　Conseil d'État, 1988, ***Sciens de la vie: de l'éthique au droit,* Paris, La Documentation française. Rapport. いわゆる「ブレバン報告書」。

**28　Commission Nationale Consultative des droits de l'Homme (CNCDH). 1989. "Avis sur les sciense de la vie et les droits de l'Homme."

**29　Assemblée nationale, 1992, "Raport d'information sur la bioéthique déposé par la Commission des affaires culturelles, familiales et sociales et la Commission des lois constitutionnelles, de la législation et de l'administration générale de la République, enregistré à la présidence de l'Assemblée nationale." いわゆる「ビウラック報告書」。

**30　ローマ法における人の出生の要件は、①出生の完成、②生きて生まれたこと、③早産児でないこと（胎児として少なくとも六ヶ月間胎内にあったこと）、④人間の形態を有すること、とされた（貝田 1967: 36）。ここでいう「出生の完成」とは、母胎からの胎児の完全な分離を意味する。

**31　フランス民法第七二五条は、相続をするには相続開始時に生存していることが必要と規定している。また、同第九〇六条-三項では、贈与または遺言は、子が「生存可能性を有して生まれた（naître viable）」場合にだけその効力が生ずると定めている。つまり、子が「生きて生まれた（naître vivant）」だけでは足りず（貝田 1967）、生存に必要な全器官と「生存可能性（viabilité）」を要する（Ambroise et Capitant 1957）。さらに、同第九六一条は、贈与のさいに懐胎された子は贈与を受ける対象となりうることを定めている。

**32 Loi n° 75-17 du janvier 1975 relative à l'interruption volontaire de la grossesse（人工妊娠中絶に関する一九七五年一月一七日の法律第 75-17 号）。同法は、人工妊娠中絶の合法化に尽力した、当時の保健大臣であるシモーヌ・ヴェイユ（Simone Veil）の名から通称ヴェイユ法と呼ばれる。

**33 Avis n° 1 sur les prélèvements de tissus d'embryons et de fœtus humain morts, à des fins thérapeutiques, diagnostiques et scientifiques（先端治療・診断・科学のための胚およびヒト死亡胎児の組織採取に関する見解）。一九八四年五月二二日のＣＣＮＥの見解第1号、報告。

**34 Loi n° 2004-800 du 6 août 2004 relative à la bioéthique（生命倫理に関する二〇〇四年八月六日の法律第 2004-800 号）。

**35 死亡胎児の死体利用について、人工妊娠中絶の場合を含むか否か、あるいは自然流産や自然死産――両者の区分は妊娠週数による――の場合を含むか否かは、各国さまざまである。日本では、産婦人科学会の会告で、一九八七年に、妊娠一二週以降の胎児の死体について死体解剖法に従い研究利用が認められた。二〇〇一年には、同会告に解説が追加され、妊娠一二週未満の胎児の死体についても、各施設の倫理委員会の承認があれば研究利用を容認した。同学会は、死亡した胎児および新生児の組織や細胞に関し再生医療への応用研究の発展を禁止しないと明示している（日本産婦人科学会 1987, 2001）。ここでいう死亡した胎児および新生児とは、流産や早産などにより死亡した胎児および新生児を指しており、人工妊娠中絶や自然死産の場合を含むかどうかについて明確にしていない。各国では胎児の死体利用に関し、人工妊娠中絶胎児の死体は道徳的問題があるとして許容しない場合や、流産や自然死産の胎児の死体は医学的に有用性が低いとして認めない場合がある。現在、おもに英米では、人工妊娠中絶胎児のほか、流産や自然死産も含め死亡胎児の死体利用が法的に可能である（玉井 2003; 加藤太喜子 2009）。しかし、流産や自然死産の胎児の場合は、遺伝的に問題があるとして移植への利用には危険性が指摘されている（Garry et al. 1992; 栗原ほか 2003; 玉井 2003）。なお、日本においては、人工妊娠中絶胎児も含め死亡胎児の死体利用それ自体について、明確な法制度やエビデンスの不在が指摘されている（西川ほか 2003; 栗原ほか 2004; 平塚 2005）。

**36　Loi n° 2011-814 du 7 juillet 2011 relative à la bioéthique（生命倫理に関する二〇一一年七月七日の法律第 2011-814 号）。

**37　生命倫理に関する一九九四年法および二〇〇四年法が、ヒト胚の取り扱いについて禁止しているのは次の二点である。第一に、生者および死者と遺伝学的に同一の子どもを誕生させる目的でのあらゆる介入を禁止する（民法典第 16-4 条・保健医療法典第 L.2151-1 条）。第二に、生殖補助を目的としないヒト胚作成（商業・産業・研究・実験目的）、およびヒト胚のクローニング作成を禁止する（保健医療法典第L.1241-8条・第2151-5～第L.2151-5条）。二〇一一年法は、あらたに、トランスジェニック胚およびキメラ胚の作成の禁止（第四〇条）、ヒト胚性幹細胞およびヒト胚性幹細胞株の研究の禁止（第四一条）を条文に明記した。ヒト胚研究について二〇一一年法は、一九九四年法以来の原則禁止を維持したうえで、二〇〇四年にすでに設けられていた禁止例外規定、すなわち研究が許可される諸条件をそのまま踏襲した。ヒト胚研究禁止の例外規定は以下の通りである。①当該研究が医学の進歩をもたらす可能性がある、②有効な研究方法が他にない、③研究対象について、生殖補助医療により作成されたのち不要となった胚（余剰胚）に限る、④胚を提供するカップルからの同意を得ている、⑤研究計画の科学的妥当性と倫理原則について生物医学庁による判断と許可を得ている（服部 2011; Borrillo 2011a）。

**38　たとえばパリ市では、郊外のペール・ラシェーズ墓地およびティエ墓地に死んだ「子ども」すなわち死産児が眠る。

第一章

「生命のない子ども」の条件およびその証明

本章では、「生命のない子ども」をめぐる二〇〇八年の破毀院判決をもとに、同裁判の調査判事であった Trapero の報告を取り上げて分析する。フランスは、胚や胎児および人（体）の処遇について、医学や法学における合理的な取り決めをしてきたはずである。ところが、今日、その取り決めに包摂されない存在があるとして異議を唱える、親というある種の勢力があらたに出現している。このことは、胎児の生命をめぐる医学と民事のコンフリクトこそを浮き彫りにする。そして、「死にゆく胎児」において、生きている／死んでいるという区分をすること、あるいは、胚、胎児および〈人〉という生命への恣意的な線引きをすることの困難さを、我々に再び問い直させている。ここでは、生まれてくるはずであった胎児の死を民事上いかように扱うかを取りあげ、現代フランスにおける「生命のない子どもの証明書」をめぐる、医学と民事の関係およびその問題点を検討する。そのうえで、生まれる前に死んだ子の証は、誰がどのようにどんな目的をもって必要としてきたのかを論じる。

第一節　生まれる前に死んだ子の証

フランスにおける「生命のない子どもの証明書（acte d'enfant sans vie）」とは、一九世紀初頭以来、役所において作成されてきた民事的な証明書である。後述していくが、この届出の対象となる「子ども・子（enfant）」については、一定の基準が設けられている。親は、同証明書をもって、生まれる前に死んだ子の死亡登録に関し届出をする。ここでいう「生まれる」とは、生物学的に生まれ出ることだけでなく、民事的に生まれることを意味している。また、「生まれる前に死ぬ」というのは、すなわち、死んで産み出された場合と、生きて産み出された直後に死んだ場合のことである。フランスの「生命のない子どもの証明書」は日本の死産届に類似してはいるが、生まれる前に死んだ子の存在が家族として公的に登録されるという点で大きく異なる。いうまでもなく、こうした子どもは、民事的には出生していないのである。

「生命のない子どもの証明書」とは、端的には、子の民事身分（l'état civil）の前提となる子の法的な出生は認めないかわりに、子の法的な死亡を認めるものである。同証明書が作成されるのは、出生証明書と死亡証明書がともに作成されない場合に限られる。同証明書のいう「生命のない子ども（enfant sans vie）」とは、母胎外に分離された時点ですでに死んでいた子ども、および、生きて生まれたが出生の届出前に死んだ子どもを意味している（Décret du 4 juillet 1806）。なお、現代のフランスでは、法学や医学の分野だけでなく一般にも、「生命のない子ども」について「死産児（enfant mort-né）」と表記することがある（Sénat 2008）。しかし、「死産児の証明書（acte d'enfant mort-né）」というものは存在しない。フランスの「生命のない子ども」は、死産児であるといっても、序章で述べたWHOが定義する死産児——受胎生成物が生まれ出る前に死亡した場合のみをいう——とは位置づけが微妙に異なる。本書が一貫して注目していくのはこの点である。

二〇〇八年二月六日、フランスの破毀院（最高司法裁判所）民事部は、「生命のない子どもの証明書」を作成するさいの、子どもの「生存可能性（viabilité）」について、その閾値（seuil）の採用を廃止する判決を出した[※1]。それまでは、「生存可能性」についての一定の基準に該当した子どもにしか同証明書は作成されてこなかった。この「生存可能性」とは、胎児が医学的に母胎外で生きられる状態にまで発達していると想定できる閾値であり、すなわち、妊娠二二週以降あるいは胎児の体重が五〇〇gに達していることをもってその客観的な判断基準としている。端的にいえば、この基準は流産と早産を区分するものである。「生存可能性」の閾値にある胎児は、早産となれば胎外で蘇生の対象となり――生存すれば早産児でありすなわち新生児となる――、生まれる前に死んだ場合は「生命のない子ども」となるのである。

詳細は後に述べていくが、この二〇〇八年判決によって、「生存可能性」の基準にかかわりなく、流産児についても「生命のない子どもの証明書」を作成できるようになった。このことは、一定の基準に該当する死産児とその親を対象としてきた民事的な届出と社会保障が、流産児とその親も対象とすることを可能にした。さらに、胚を「生命のない子ども」とみなすことも論理的に可能となった。というのも、同証明書の作成のさいに参照してきた「生存可能性」の基準がなくなり、生まれる前に死んだ子という概念において、胚と胎児、流産児と早産児の区分が不要となったからである。その結果、フランスの主要な新聞では、この判決について、「もう胎児はいない」とか「胚、胎児および子どもの混同」であると解釈され、最終的には胎児へ人格を付与しかねないといった危惧が示された(*Libération*, le 27 février 2008 ; *Le Monde*, le 23 février 2008)。この判決は、「中絶の権利」が保障されていることや、胚および胎児が合法に「医療廃棄物」として取り扱われている現状から、法学および医学の領域においても、コンフリクトをもたらしうると問題視されている（Dupont 2008; Moutel 2008a; Moutel 2008b; Nisand 2008）。つまり、親とりわけ女性は、すべての中絶胎児や流産児を死産児として民事届出しなければならないのか、あるいは医療者は、すべての中絶胎児や流産児を「遺体」として扱わなければならないのかといった懸念が示されているのである。しかし、本判決と「生命のない子どもの証明書」をめぐる議論は、フランスでも医学と法学の分野で始まったばかりであり、生命倫理的な議論にまでは至っていない。また、日本では、フランスでこうした動きや議論があること自体がほとんど知られていない。※2

日本においても、「生存可能性」の基準に該当しないままに母胎外へ娩出された胎児は流産児と認識される。流産児は、医学的および民事的に出生もしなければ死亡もしない、死産児へと包括される。しかし、日本では、フランスのように死産児が民事的に存在することはない。もちろん、死産児に関する規定がないわけではなく、昭和二一年厚生省令第42号に基づく「死産の届出に関する規程※3」というものがある。これにより、親は役所にて死産届をすることが義務づけられている。しかし、あくまでも「死産の実情を明らかにすることを目的とする」（同規程第一条）ものであり、子どもとして民事的に届け出るものではない。したがって、日本における死産児は、親がどんなに望んだとしても、名をもつ子どもとして民事的に記録されることはない。日本では、死んで生まれた子の親たちによって、流産児や死産児を子どもとして個人レベルで記念する動きはあっても、フランスにみるように、子どもとして公的に承認させたいといった動きは今のところない。そもそも、日本で、胚や流産児はもと

表1-1　胚・胎児の境界

Ⅰ. 法的大枠

妊娠14週まで	妊娠15週以降
胚	胎児

Ⅱ. WHOによる「生存可能性」基準

妊娠22週		
		妊娠22週以降or胎児体重500g以上

Ⅲ. 人工妊娠中絶合法期限

妊娠14週まで	妊娠15週以降
IVG	禁止

Ⅳ. 医学的人工妊娠中絶

無期限
IMG

Ⅴ. 流産と早産

妊娠14週まで	妊娠15〜21週	妊娠22〜36週	妊娠37〜41週
早期流産	流産	早産	正期産
↓	↓	↓	
「fausse couche précoce」	「accouchement spontané」	「accouchement prématuré」	

より死産児が、子どもすなわち〈人〉であるとして倫理的に検討されることは少なく、本章にみるような胚や流産児の民事届出をめぐる議論はほとんど存在していない。なお、日本もフランスと同様に、親は死産届をすることによって、健康保険法等に基づく保険給付、および労働基準法による産後休暇の申請をすることが可能となる。[※4]

フランスにおける「生命のない子どもの証明書」について、胎児がいつから子どもとなるかの定義はない。[※5]民法上では、子どもとは、生きて生まれ出生届がなされ、かつ出生証明書が作成されていなければならない。一方で、胎児は「潜在的人（personne humaine potentielle）」もしくは「患者（patient）」であると明文化されている。他方、胎児は、一九七五年のヴェイユ法が規定する妊娠一四週以前[※6]であれば、女性の自由な意思に基づく人工妊娠中絶の対象となる。同法に則る形での医学的大枠としては、胚と胎児の境界は妊娠一五週に置かれている。[※7]つまり、胚から胎児へと移行するのが妊娠一五週以降であり、胚の間すなわち妊娠一四週以前であれば、女性は理由の如何を問わずに人工妊娠中絶を受けることができる（表1‐1参照）。「生命のない子どもの証明書」にかかわり胎児がいつから子どもとなるかという問いは、「死にゆく胎児」――母胎内で生きており胎外へ産み出されてもなお、生きている胎児――が、いつから死んだ子どもとなるかという問いに置き換えることができる。

第二節　「生命のない子どもの証明書」と「生存可能性」基準

民事身分に関しローマ法を継承する現代フランス法によれば、すべての人間（être humain）において、出生は法的能力を取得する条件であり、死は法人格（personnalité juridique）の消滅をもたらす（Guillien et Vincent 1998＝2006：209–10）とされている。法人格を与えられる子どもとは、生物学的な出生に続く民事的な手続きを経たうえで、生きて生まれたのち生存している子か、生きて生まれたのち死亡した子のみである。このことは現在も不変である。子は、民事的な出生が認められていないかぎり、民事的な死亡も認められないのである。ところが「生命のない子どもの証明書」は、子の民事的な出生は認めずに、子の民事的な死のみを認めるものである。このことから同証明書は、民事的に出生したのちの死亡を認める「死亡証明書」とはまったく異なる性質をもつ。

子の出生の判断には、先にも述べた「生存可能性」の基準がおおいにかかわっている。子が「生命のない子ども」であると認められるには、まず、その出生が否定されていなければならない。したがって、「生命のない子どもの証明書」と「生存可能性」基準との関係も不可分である。以下、まず「生命のない子どもの証明書」の歴史的背景を述べ、次に、「生存可能性」基準のフランスにおける導入の変遷をたどる。これらのことから、「生命のない子どもの証明書」と「生存可能性」基準との間における法的および医学的関係について検討する。

一　「生命のない子どもの証明書」――子の出生隠滅の歴史（民法および刑法）

まず、「生命のない子どもの証明書」の歴史について述べる。同証明書は、その起源を一九世紀初頭にまで遡る。そこで、二〇〇年にもわたって継承されてきたその歴史的背景を概観しておく必要がある。かつて、子の生死および妊娠期間を問わず、流産、早産および死産を含むすべての「出産」に対し、届出が義務づけられていた。一八〇六年の政令[※8]は、「生命のない子ども」に関する届出について、「生命のない子どもの提示証明書（acte de présentation d'un enfant sans vie）」の作成に基づいてなされることを規定した。つまり、役所において、親が子の死体を提示することによって同証明書が作成され、それをもって「生命のない子ども」の届出とすることを規定した。母胎外に娩出された時点ですでに死んでいた子および出生の届出前に死んだ子は「生命のない子ども」とされ、親は、「死んで生まれた子の死骸（cadavre d'enfant mort-né）」を民事身分吏へ提示することによって、その生命がない（生命がみられない）ことを証明しなければならなかった（Trapero 2008）。これらの規定は、実は、親による「出生隠滅（suppression d'enfant）」[※9]を避けることを目的としたものであった。その背景は次のようである。

一七世紀から一九世紀は、寒波や干ばつ、疫病や戦争などの厳しい生活環境に見舞われた時代であった。よって、子は、子宮内で死亡して死産するほか健康状態が思わしくなく生まれることが多く、子の死というものは日常的であった（Lalou 1986; 高木 1999; Gélis 2006）。一八世紀の終わりまでは、子は、近い将来に働き手として家族の助けにならないのであれば、生活を脅かす重荷ととらえられていた。そもそも、親自身が生きることに精一杯であった（Flandrin 1984 = 1993; Laget 1982 = 1994）。一九世紀の初めまで、民衆を中心とする一般の人々の生活において、子は家族の中心的存在ではなかった。子は親によって、捨てられたり他人に託されたり、殺されたりすることによって、その出生を隠されてきたのである（Laget 1977; Flandrin 1984 = 1993; Aliès 1960 = 1980）。

出生隠滅は刑法における概念である。一八一〇年の旧刑法典では、出生隠滅とは子の出生証拠の隠蔽を指している（第三四五条）。そこにはふたつの概念が内包される。（一）第一の概念は、生まれた子の民事身分の届出、すなわち出生届[※10]を親が行わないことから、子は、民事的な〈人〉としては存在しないが生物学的な人間としては存在することである。つまり、子は生きている。その後、子は、誰にも発見されない仕方で生きたまま捨てられ非業の死を遂げるか、親、もしくは、子を託されたり発見したりした誰かになんらかの形で育てられることになる。[※11]（二）第二の概念は、生まれた子がただちに死亡したり、あるいは子が最初から死んで生まれたりしたさい、親が死産届をしないことから、子が民事的に〈人〉としても死産児としても存在しないことである。つまり、子は死んでおり、死体だけが残る。ただし、ここには、生まれた子を親の意思でただちに死亡させた場合も含まれる。これは、旧刑法典で「子殺し（infanticide）」（第三〇二条）とされており、「新生児の殺人（meurtre d'un enfant nouveau-né）」（第三〇〇条）を意味する。[※12]つまり、生きて生まれた子をただちに死亡させ、死産児として扱うのである。この場合、親が、子の出生および死産について一切の届出をせず、殺害の自白もしなければ、子の出生隠滅が可能となる。なお、（一）と（二）の概念は、子が死んだ場合に限り極めて近似している。また、（二）の概念において、子殺しと妊娠の中・後期における人工妊娠中絶も表裏一体である。死んだ子の死体――物理的に残されていれば――をめぐって、いずれの場合であるかを識別することは極めて困難である。

以下では、出生隠滅における子殺しをおもに取り上げていく。子殺しは、カトリックの教義で禁止されている行いであり、旧刑法典では極刑に処される犯罪（第三〇二条）であった。先に述べた人工妊娠中絶も、一九七五年に合法化されるまでは、母体救命の場合を除き犯罪とみなされた。しかし、いなかる規制があろうとも、出生隠滅や子殺しおよび中絶は存在した（福本 1985; van de Walle 1998; Morel 2002）。こうした事象に対して司法が介入することはまれであった。というよりも、司法当局は、隣人の証言なしで調査を開始することができなかったのだ（Lebrun 1980）。このことは、こうした事象について目撃者がいなかったことを意味するのではない。ほとんどの場合、隣人たちは、告発者であるよりもむしろ協力者であり、子の母親を守るために証言しなかったのである（Ariès 1960＝1980; Lebrun 1980; Le Boulanger 2011）。とりわけ母親たちは、コミュニティにおいて沈黙を守るよう、互いに暗黙の制約を課した。重い刑罰の対象とされることや非道徳との糾弾を受けるのは、常に母親、すなわち女性だったからである。

一方、母親に対する子殺しの刑罰では、実際にはほとんどの場合が減軽もしくは減刑された（Lalou 1986; 野間 2008; Carbonel 2011）。子どもに暴力の痕跡のない場合、および出産した母親が病気であった場合は、「被告」の責任を問うことは困難であった。なお、旧刑法典によれば、子殺しの判定における必要条件は次の三つであった（Lalou 1986）。被害者は新生児であること（第三〇〇条）[※13]、被害者は生きて生まれたこと（第三〇〇条）、および「被告」が被害者に死を与える意図をもっていたこと（第三〇一条）、である。もちろん、これら条件にたいする「科学的」な証拠は、まず子の死体が存在していることが前提であり、そのうえで行われる子の死体解剖の結果でしか分析できない。親が子殺しのかどで裁かれたのは、子が窒息死した場合がほとんどであったが、生まれたばかりの子に起こる、窒息や外傷および水没をめぐる事故や「事故」はめずらしいことではなかった[※14]（Ariès 1960＝1980; Lebrun 1980; 津田 2000）。加えて、死亡した子の死体解剖がすべてを明らかにしたわけではなく、実のところ、何が本当の死因かはほとんど分からなかった（Ortolani 2004）。子が生まれてまもなく死んだ場合、とりわけ、「被告」のほとんどが主張するように「子は生まれたときに啼かなかった」場合、子の死が、死産によるものか事故もしくは殺害によるものかを第三者が見極めるのは至難だったのである（福本 1985: Lalou 1986: Ortolani 2004）。

他方で、子殺しは必ずしも親だけで行われたわけではない。出産する母親を手助けするのは、産婆（matrone / sage-femme）、寮母、近親者や隣人であり、多くが女性であった（Gélis 2006: Laget 1982＝1994）。彼女たちは場合によっては子殺しにも協力し、その他の協力者は、子の父親のほか、彼らの近親者や隣人、友人知人にまでおよび、男性も少なくはなかった（Lalou 1986: Morel 2002）。いうまでもなく、中絶がそうであったように、子殺しにおける医師のかかわりも薄くはなかった（Lalou 1986: Morel 2002）[※15]。一九世紀までは、こうした、いわば子殺しの「地域共同体」が存在していた。子殺しは喜ばしいものではなかったが、淡々と行われきたのであり、黙認されてきたのである。

このような背景のもと、「生命のない子どもの提示証明書」というものが、国家より義務づけられてきた。一九一九年になって、同証明書は現在の「生命のない子どもの証明書」に名称が変えられた（Legouge 2008）。民事身分吏に対し、子どもの死体とりわけ奇形のある子どもの死体を見せることによって、「公序良俗（pudeur publique）」を侵害しないためであった（Trapero 2008）。以来、親が役所に出向き死んだ子の死体を提示することは廃止され、届出のみが義務づけられた[※16]。いずれの証明書も、人口統計における死産数を把握するために用意されたものあることはいうまでもないが、最も重要な目的とされる子の出生隠滅を防ぐということについて、さほど機能したわけではなかった[※17]。出生隠滅をする者が子の死産の届出をあえて遂行しようとすれば周到な計画が要るし、届出をしたところで、親がなんら利益をえることはないからである。[18]

近世において、「生命のない子どもの提示証明書」および「生命のない子どもの証明書」は、生まれる前に死んだ子の証となるものであった。これは逆説的には親たちにとって、子の出生隠滅をしておらず、子にみずからの手をかけてもいないということを証明するものであったといえよう。これらの証明書は、いわば、親の潔白を証明する機能をも内包していたのであるが、ただそれだけであり、そのことが別段に重要な意味をもったり、親や死んだ子になにがしかの恩恵があったりするわけではなかった。もちろん、死産児が、死んだ子どもとして公的に記録されるわけでもなかったのである。

二　「生存可能性」基準――法および医学への導入

次に「生存可能性」について整理する。これは、先に述べたように、胎児が母胎外で生きられると医学的に想定できる可能性であった。その基準は、近世においても規定があった。子の出生隠滅をめぐる一八七四年の破毀院刑事部による判決[19]は、死体の遺棄や埋葬との関連で、子の「生存可能性」の基準を初めて明確にした。それはフランス独自のものであり、医学上にも民事上にも母親の妊娠期間、すなわち妊娠一八〇日以降あるいは妊娠六ヶ月以降とされた。当時の医療技術において、これ以降でしか、子どもは母胎外で生存することができないとみなされていたからである。この基準に該当していながら死んで産み出された子どもは、「生命のない子ども」であり、かつ「生存可能性にあるときに死んで生まれた子ども」とされた。この場合、死体については埋葬することが義務づけられた。一

表1-2　「生命のない子どもの証明書」に関する年表概略（現代）

1977年	WHOが「生存可能性」の国際基準を定義する。
1993年1月	民法典第79条の1制定。
同年7月	フランス保健省が、「生存可能性」に関し、WHO基準を準拠するよう医師へ勧告する通達を出す。
2001年11月	法務・内務連帯省は、「死産児」における「生命のない子どもの証明書」の作成にあたり、「生存可能性」についてはWHO基準に従うよう確認する通達を出す。
2001～03年	大審裁判所判決（三訴訟）。
2005年5月	控訴院判決。
2008年2月	破毀院判決は、民法典第79条の1における「生命のない子どもの証明書」の作成について「生存可能性」の閾値の適応を廃止した。
同年8月	政府は、「出産の証明書」が、「生命のない子どもの証明書」の作成に先立って書かれるよう命じる政令および省令を出す。

八七四年判決以来、「生命のない子ども」についてその死体を民事身分吏へ提示する義務は、当時の「生存可能性」基準すなわち母親の妊娠期間の規準に該当する場合だけに限られた。こうして、「生命のない子ども」の死体提示の義務は、一八〇六年から一九一九年まで続いた。

「生存可能性」をめぐる国際的な動きがみられるのは、二〇世紀の三四半世紀を迎えるころであり、WHOすなわち世界保健機関が主要な役割を果たした。一九七五年、WHOは、「未熟児」すなわち母胎外で育ちにくい状態で生まれた子どもに関する蘇生の適応を明確にするために「生存可能性」の基準を定義した（WHO 1975; Trapero 2008）。WHOによる「生存可能性」基準は、母側だけでなく胎児側にも視点を置き、妊娠二二週以降もしくは胎児の体重五〇〇g以上のいずれかを満たす場合とした。これは現在も採用されている国際基準である。

こうした動きを踏まえ、以下では、現代フランスにおいて、民法および医学の領域に「生存可能性」基準が導入されていく変遷を述べていく（表1-2参照）。

一九九三年の民法典第七九条の一（概略）

まず、一九九三年一月、子の死亡における民事身分をめぐる証明書について、その届出対象を明確にするために民法典第七九条の一[※20]が制定された。「生命のない子どもの証明書」にかかわる事項が民法典に明記されたのは、これが初めてであった。本章の第三節で詳しく述べるが、民法典第七九条の一は、全二項にわたり、出生の民事的な届出をする前に子が死亡した場合の証明書について規定している。簡潔にいえば、子の死亡証明書と「生命のない子どもの証明書」の違いについての規定である。繰り返しになるが、「生命のない子ども」とは、要するに、いわゆる死産児に包括される子どもである。しかし、これから述べていくように、「生命のない子ども」は、WHOの定義する死産児――受胎生成物が生まれ出る前に死亡した場合をいう――に包摂されない生々しさを我々に正しく気づかせる。

民法典第七九条の一-第一項によると、子が民事的に出生し、その後に死亡したと認定されるためには、子が「生存可能性」基準に該当するときに生きて生まれたことを証明する、医師らの「診断書（certificat médical）」が先立っていなければならない。親はこの「診断書」と引き換えに、役所で「出生証明書」と「死亡証明書」を作成してもらうのだ。同条-第二項では、この「診断書」がないときに限り、役所で「生命のない子どもの証明書」が作成されるとしている。言い換えれば、「生存可能性」基準に該当し生きて生まれた子どもであることが医師らによって証明されなかったときだけに、死んで生まれた子どもとして、役所で「生命のない子どもの証明書」が作成されるのである。

一九九三年の保健省通達

次に、一九九三年七月、保健省は民法典第七九条の一に基づき、「生存可能性」については一八七四年破毀院判決の規定――妊娠期間一八〇日の基準――ではなく、一九七五年のWHOの定義に準拠するよう指示した。これは、医師へ勧告する通達[※21]であった。従来、「生存可能性」の基準は、医学上の暗黙の了解として、新生児の「不測の奇形」や「主要臓器・器官の欠如」が判断の根拠にされてきた（Trapero 2008）。他方、近年の新生児医療の進展を考慮し、蘇生を必要とする新生児に対して、すでに、医師それぞれの判断においてWHO基準を採用する傾向も現れていた。この通達は、生まれた子どもに対する「生存可能性」について、肉眼的な基準に依拠するのではなく、数値的な基準を採用することを求めるものでもあった（Truffert 2004; Trapero 2008）。しかしながら、同通達が明示した本来の目的は次のようであった。

出生について生存可能性の基準を明確にするとともに、わずかな生命の徴候（signes de vie）を示す、妊娠期間の短い新生児の民事届出を避けるためであり、他方で、新生児死亡率の疫学的分析について一貫性のあるデータを与えるためである。(Ministère de la Santé, Circulaire n° 50 du 22 juillet 1993: Critères de viabilité à la naissance)

「生存可能性」の基準を満たさない子どもを〈人〉とすることはできず、それだけでなく、近いうちにいずれ死ぬと想定できるのであれば、生存期間の短い子どもを新生児と認定することによりみすみす新生児死亡率を上げる必要はない、というのが国家の意図であると読み取ることができる。なお、「生命の徴候」とは、医学的に観察できる「反射的でわずかな呼吸器の運動あるいは四肢のかすかな動き」(Dumoulin 2008: 10)をさしている。

二〇〇一年の法務・内務連帯省通達

続いて二〇〇一年、法務・内務連帯省は、民事身分吏が死産児について「生命のない子どもの証明書」を作成するさい、「生存可能性」に関してはWHO基準に従うよう確認する通達を出した。[**22]

二〇〇一年通達は、WHO基準について以下のように評価している。

より保護的(protecteur)でより科学的に採用された基準(すなわちWHO基準)は、(……)死産児の民事登録(死亡登録)について、妊娠期間一八〇日の基準に代わる資格をもつ。(Ministères de la solidarité de la justice et de l'intérieur, Circulaire n° 2001-576 du 30 novembre 2001:

1-2)

「保護的」という表記において、いわゆる生死の境にある「未熟児」に対し、積極的に新生児としての民事身分を与えるものとする意味合いはおそらく少ない。むしろ、〈人〉と死産児の地位を明確に区別することを確認しているようにみえる。あるいは、〈人〉に満たないとみなした存在に死産児としての民事身分を与えることで、本来なら〈物〉の扱いとなる胎児の死体を死産児として正当に守ることを意味しているようにもみえる。二〇〇一年の通達は、「生命のない子どもの証明書」の作成対象を次のように規定し、該当すれば同証明書が発行されるものとした。

　子どもが生きて生まれかつ生存可能性にあることを証明する診断書のない場合、民事身分吏は生命のない子どもの証明書を作成する。その場合はこのようである。

-**子どもは生きて生まれたが生存可能性にないとき**〈l'enfant est né vivant mais non viable〉.

-あるいは**子どもが妊娠二二週以降もしくは体重五〇〇g以上で死んで生まれたとき**〈l'enfant est mort-né après un terme de vingh-deux semaines d'aménorrhée ou ayant un poids de 500 grammes〉.

図1‐1　「死産児」における「生存可能性」と「生命のない子どもの証明書」の作成対象 A

2001年法務・内務連帯省通達

（理論上可）「生きて生まれた子ども」←	→死んで生まれた子ども

↑（基準を適用）

「生存可能性」基準：妊娠 22 週以降 or 胎児の体重 500g 以上

↓（基準の適用を廃止）

2008年判決以降

（事実上可）胚を含む「生きて生まれた子ども」←	→死んで生まれた子ども

(Ministères de la solidarité de la justice et de l'intérieur, Circulaire n° 2001-576 du 30 novembre 2001: 1-2)

このように二〇〇一年通達は、「生命のない子どもの証明書」の作成の前提として、民法典第七九条の一‐第二項に規定されている「診断書のないとき」、すなわち、医師らが子の出生を証明する診断書を出さなかった場合とすることを明記した。同通達は、その具体的な対象を、「生存可能性にない、すなわち生存可能性の基準に該当しないときに生きて生まれた子ども」あるいは「妊娠二二週以降か体重五〇〇g以上で死んで生まれた子ども」としたのである。つまり、「生存可能性」基準を境に、「**妊娠二二週にも体重五〇〇gにも該当しないまま生きて生まれた子ども**」と「**妊娠二二週もしくは体重五〇〇gのいずれかに該当しながら死んで生まれた子ども**」とに二分し、双方ともに「生命のない子どもの証明書」を作成するとしたのだ（表1‐1および図1‐1参照）。もう少し説明を加えるならば、医師らによる出生の「診断書」――出生証明書ではない――が作成されない対象を、二二週以降にも

図1-2　「死産児」における「生存可能性」と「生命のない子どもの証明書」の作成対象 B

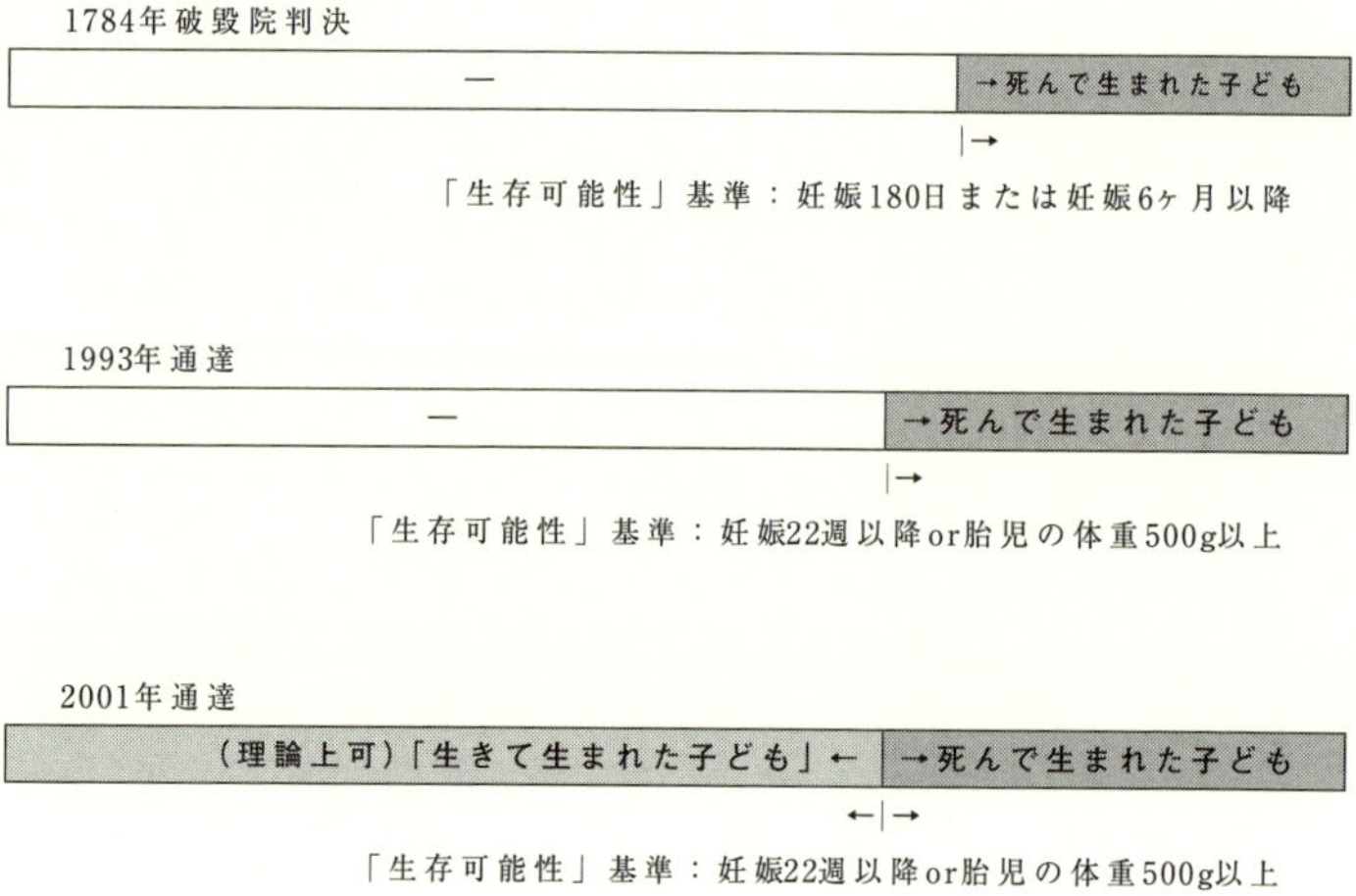

五〇〇g以上にも該当しないときに生きて生まれた子どもと、二二週か五〇〇gのいずれかに該当するときに死んで生まれた子どもとに区分し、それぞれの場合に民事身分吏が「生命のない子どもの証明書」を作成することができるとしたのである。したがって、流産児――妊娠二二週未満までを流産という――を本証明書の作成対象と解することは、二〇〇一年通達の文脈上では十分に可能だったのである。

　ここまで、「生命のない子どもの証明書」の運用にあたり、フランス政府がWHOの「生存可能性」を認め、それを医学および民法に導入していく過程を概略的に述べた。フランスにおける「生命のない子ども」とは、民事的に出生しない子どもすなわち死産児を意味し、そこには、最初から死んで生まれ出た子どもだけでなく、生きて生まれはしたがただちに死亡した子どもが含まれていることも述べてきた。一九九三年と二〇〇一年の通達から解釈すべきは、子をめぐる「生存可能性」の基準にWHO基準を採用することによって、「生命のない子どもの証明書」の作成対象となる範囲が拡大されているということである（図1-2参照）。

次は、こうした「生命のない子ども」をめぐり、子の死亡届出について規定している民法典第七九条の一と「生存可能性」の関係を整理する。というのも、同典第七九条の一は、民事身分吏による「生命のない子どもの証明書」の作成において、「生存可能性」基準を用いることについていかなる規定もしていない。つまり、民法上で制限されているわけではないのにもかかわらず、これまで、流産児に対して「生命のない子どもの証明書」が作成されることはなかったのだ（Legouge 2008）。

第三節　民法典第七九条の一と「生命のない子どもの証明書」の作成条件

一九九三年に制定された民法典第七九条の一は、死亡した子の民事身分について、全二項にわたり以下のことを規定している。なお、フランスは、子の出生証明書および死亡証明書の発行を、医師あるいはそれに類似する者ではなく民事身分吏が行う。

第一項

出生した子の民事身分の届出をする前にその子が死亡したとき、民事身分吏は、子どもが生きてかつ生存可能性あって生まれたことを示しその出生と死亡の日時を明確にする診断書に基づき、出生証明書および死亡証明書を作成する。（Code civil-Article 79-1）

第二項

前項に定められた診断書のないとき、民事身分吏は生命のない子どもの証明書を作成する。この証明書により、死亡登録簿に子の死亡日が登録される。この証明書には、もし届出が行われるのであれば、出産日時および場所、両親の氏名、生年月日、出身地、職業および住所なども記載される。作成された証明書は子が生きていたかどうかを知ることを予断するものではなく、すべての当事者は、問題について裁定を下すために大審裁判所（地裁民事部）へ提訴することができる。（Code civil-Article 79-1）

第一項によれば、出生した子――生物学的に生きて産み出され、出生届を行うに値するとみなされた子――の民事身分の届出（déclaration de l'état civil）が親によってなされる前にその子が死亡した場合、その親が、民事身分吏へ医師らによる「診断書」を提出することによって初めて、子の出生証明書（acte de naissance）および死亡証明書（acte de décès）が作成される。これらの申請は親の義務であり、これをもって子の公式な出生および死亡の届出がなされ、子に民事身分が与えられる。これらの一連の届出をされた子は、法人格・権利・（法的）親子関係・姓名をもつことが可能となり、葬儀

表1-4　民事における出生および死亡届出の条件

	生きて生まれた子	生きて生まれ、民事届出後に死亡した子
民事身分登録	Acte de naissance 出生証明書 (art.55 Code civil)	Acte de naissance　出生証明書 Acte de décès　死亡証明書 (art.79-1 Code civil)
本証明書要請	○(義務)	○(義務)

表1-5　民事における「死産児」の届出の条件(2001年以降)

	生存可能性にないとき <22週and<500g	生存可能性にあるとき ≥22週or ≥500g
民事身分登録 (死亡登録簿)	Acte d'enfant sans vie 「生命のない子どもの証明書」 (art.79-1 Code civil)	
本証明書要請	事実上×	○(義務)

表1-6　民事における「死産児」の届出の条件(2008年以降)

	生存可能性にないとき <22週and<500g	生存可能性にあるとき ≥22週or ≥500g
民事身分登録 (死亡登録簿)	Acte d'enfant sans vie 「生命のない子どもの証明書」 (art.79-1 Code civil)	
本証明書要請	○(任意)	○(義務)

はもちろん、相続や社会保障(母の出産休暇・母および父の育児休暇)に関して影響を与える(表1-4、表1-7および表1-8参照)。

他方、第二項によれば、死んで生まれた子——生物学的に死んで産み出されたか、生きて産み出されたが出生届を行うに値しないとみなされた子——の場合、子が生きて生まれた旨を証明する「診断書」が作成されない。したがって、親は、子の出生とそれに続いた死亡を届出することができない。この場合には、流産によってただちに子が死

表1-7　民法上および刑法上の権利・義務

	民事的な証明書なし	生命のない子どもの証明書	出生証明書および死亡証明書
法人格	×	×	○
(法的) 家族関係・贈与・相続	×	×	○
遺体の移送 (往復)	規制なし	規制なし	規制あり・24h以内
死体解剖の両親による許可	○ 規制なし	○ 規制なし	○ (義務) 規制あり
家族手帳への登録	×	○ (任意) 名のみ死亡欄へ	○ (義務) 氏名を出生欄および死亡欄へ
民事身分への登録	×	○ (22週以降は義務、それ未満は任意) 死亡登録	○ (義務) 出生と死亡登録
子への名の付与	×	○ (任意)	○ (義務)
自治体埋葬許可	×	○	○
葬儀 (火葬・土葬)	○ (例外的)	○ (任意)	○ (義務)

亡した場合も含まれる。とりわけ、「生存可能性」基準に極めて近いときに生きて生まれそのまま死亡した子どもを、医師らは流産児として扱う。こうした子どもは、出生届の合法期限内[**23]——生後三日以内——に出生届をしないまま死亡したものとみなされる。というのも、子は「生存可能性」の基準に該当するときに生きて生まれていないため、医師らは、民法典第七九条の一‐第一項のさす「診断書」を出せないからである。こうした場合、すなわち「診断書がないとき」に、親は「生命のない子どもの証明書」を要請でき、民事身分吏がそれを発行するのである。これにより、死亡登録簿 (registres de décès) へ子の死亡日が登録される。さらに、家族手帳 (livret de famille)[**24] の死亡欄にのみ、子の名を記載することが許される。子には親の命名

表1-8　社会法上の権利

	民事的な証明書なし	生命のない子どもの証明書	出生証明書および死亡証明書
社会保障償還	△ 疾病リスク対象 75%	○ 妊娠・出産リスク対象 100%	○ 妊娠・出産リスク対象 100%
母性休暇（出産・育児休暇）	△ 疾病休暇 課税	○ 母性休暇 非課税	○ 母性休暇 非課税
追加休暇（第3子以降）	×	○	○
退職中の均等手当	×	○ 会計課の状況による*	○
父性休暇（育児休暇）	×	○	○

*la caisse nationale d'assurance maladie：疾病保険国家公庫（会計課）
※表1-7および表1-8は、R. Frydman et F-T. Mouriel（1997：138）およびM. Dommergues et al.（2003：478-479）を参照した。

による名前が与えられるだけであり、法人格・権利・（法的）親子関係・姓は与えられない。しかし、こうして届出された子の親は、子への法人格の付与による利益を除き、出生証明書および死亡証明書の発行を受けた場合とほぼ同等の権利・義務および社会保障を要請することが可能となる。たとえば、遺体の引き渡し要求をはじめ、公的補助による葬儀や医療費の返還、および親の出産・育児休暇などである（表1-5、表1-7および表1-8参照）。

ところが、親による、「生命のない子どもの証明書」の要請対象が、「生存可能性の基準に該当してないときに生きて生まれた子どもであり、かつ、生命のない子どもの証明書の発行対象である」という判断は、事実上、各状況において申請を受けた各自治体の民事身分吏に任されていた。言い換えれば、流産――流産は妊娠二二週未満までをいう――において同証明書の申請があったさい、当該児が生きていたのかどうか、および、たとえば妊娠七週と妊娠二一週末の流産児を等しく扱うのかどうかの判断は、民事身分吏の裁量とならざるをえなかった。というのも、「生存可能性」基準――妊娠二二週、または体重五〇〇g――と同証明書との関係において、その「生存可能性」基準に該当しない場合の下限は定められていないからである。とはいえ、これまで、流産児を民事身分吏へ申告するという社会的な共通了解はほとんどなく、そのような届出をする親の存在のほか、届出の不受理を不服とする親の存在が明らかにされたことはなかった。その要因は、一九九三年の民法典第七九条の一-第二項のさす「診断書のないとき」について、民事身分吏の間で暗黙の解釈がなされてきたことにある（同条の第一項および第二項について、93・94頁を参照）。それは、同条第一項の「子どもが生きてかつ生存可能性あって生まれた」と対比させた、「子どもが死んでかつ生存可能性あって生まれた」場合であると暗黙のうちに認識されていたのだ（Lagouge 2008: Trapero 2008）。つまり、同条第一項が定める、子が生きて生まれただちに死んだ旨を明記した「診断書」――役所において出生証明書と死亡証明書を作成するさいに必須で、子は〈人〉として生まれ〈人〉として死んだことになる――がないときとは、子が「生存可能性」基準に合致しながら死んで生まれたときとされていたのだ。このため、子が「生存可能性」基準に合致しないときに生きて生まれた場合、という視点が完全に看過されていた。こうした背景のもと、これまで、「生存可能性」にないときに生きて生まれた子ども」、つまり生きて産み出された流産児には、いかなる証明書も発行されてこなかった（Moutel 2008a: 4; *Le Monde*, le 7 février 2008; *Nouvel Observateur*, le 23 août 2008）。

同条第二項のさす「診断書のないとき」の含意は、唯一、文脈通りに医師らが診断書を出さなかったときであり、それ以上でもそれ以下でもなかった。そもそも、この民法典第七九条の一とは、「子どもが生きてかつ生存可能性に該当して生まれた」のではないときに「出生証明書」や「死亡証明書」を作成しないことに重きを置いて創設されたのであり（Corpart 2008; Trapero 2008）、「生命のない子ども」の証明書については、いわば付随的な位置付けにあったのだ。対して、先に述べた二〇〇一年の法務・内務連帯省の通達は、民法典第七九条の一が定めた「診断書のないとき」について、具体的に「生存可能性にないときに生きて生まれた子ども」および「妊娠二二週以降か体重五〇〇g以上で死んで生まれた子ども」のときの二つの場合と明示した（89・90頁を参照）。このことは、「生命のない子どもの証明書」の作成にかかわる「生存可能性」基準の採用を廃止した二〇〇八年破毀院判決において、重要な論点となった。

以下、問題とするのは、「生命のない子ども」のなかでも、「生存可能性にないときに生きて生まれた子ども」についてである。具体的には、二二週および五〇〇gの双方とも満たさない流産児、とりわけ「生きているとも死んでいるともつかなかった子ども」の民事的な処遇の仕方についてである。二〇〇八年の破毀院がこのことについていかように決議したのかを次節では述べていく。

第四節　二〇〇八年二月六日の破毀院判決

一　「生命のない子ども」の認定の仕方

フランスでは、一九九三年、「生存可能性」について、医学および民事の分野にWHO基準を採用した。二〇〇一年より、その基準を「生命のない子どもの証明書」の作成に導入してきた。二〇〇八年二月六日の破毀院判決とは、「生存可能性」の基準を満たさない流産児の民事身分をめぐり、類似する三件の上訴を取りまとめて審議したものである。具体的には次のとおりである。一九九六年、一九九九年および二〇〇一年において、妊娠一八週から二一週のうちに、胎児体重一五〇g、二八六gおよび四〇〇gで娩出された胎児に、どんな民事身分を与えうるのかを争うものであった。言い換えると、こうした流産児を、二〇〇一年通達のいう「生存可能性にないときに生きて生まれた子ども」とするか否かを問うものであった。三組の親は、役所の民事身分吏に対し、子への「生命のない子どもの証明書」の作成を要求していた。以下、本裁判の概略を述べておく（86頁の表1-2参照）。

まず、二〇〇一年一〇月一二日、二〇〇三年四月三日、および同年一二月九日、アヴィニョン市の大審裁判所は、「生命のない子どもの証明書」の作成を要求したそれぞれの両親の訴えを却下した（Trapero 2008; Avie de M. Legoux 2008）。その理由はこうである。

（民法典第七九条の一が、）子ども（enfant）および出産（accouchement）の語の使用にかかわる人間（être humain）の成熟あるいは発達の条件を立てていないことから、立法者は、各流産に対する、（および）出産予定日に至らない各妊娠に対する、民事身分の証明書の作成を規定する意図がなかったことを示している。（……）同じように、生命のない子どもの証明書の作成は経済的影響（……）を有していることに留意すべきである。これらの要素が民法典第七九条の一‐第二項の適用に関して考慮されるべきであることを考えると、女性が、生きることを正当に期待しうるような発達段階に達する人間（être humain）を生んだときだけにしか子どもの出産はない。（……）今日的科学データを考慮して、子どもは、二二週（22SA）の妊娠期間の後でしか、あるいは五〇〇ｇの体重に達しているときにしか、生きられない。（Trapero 2008; Avie de M. Legoux 2008）

これを不服とした親たちは、隣接するニーム市の控訴院（民事第二審裁判所）に対し、それぞれ上訴した。二〇〇五年五月一七日、控訴院は、これら三件の訴訟を取りまとめて審議し、同じく三組の親たちの訴えを以下の理由で却下した。

生命のない子どもの証明書の作成は、期待された子どもあるいは胎児の、十分であると判断さ

図1-5 「生命のない子どもの証明書」の適用範囲

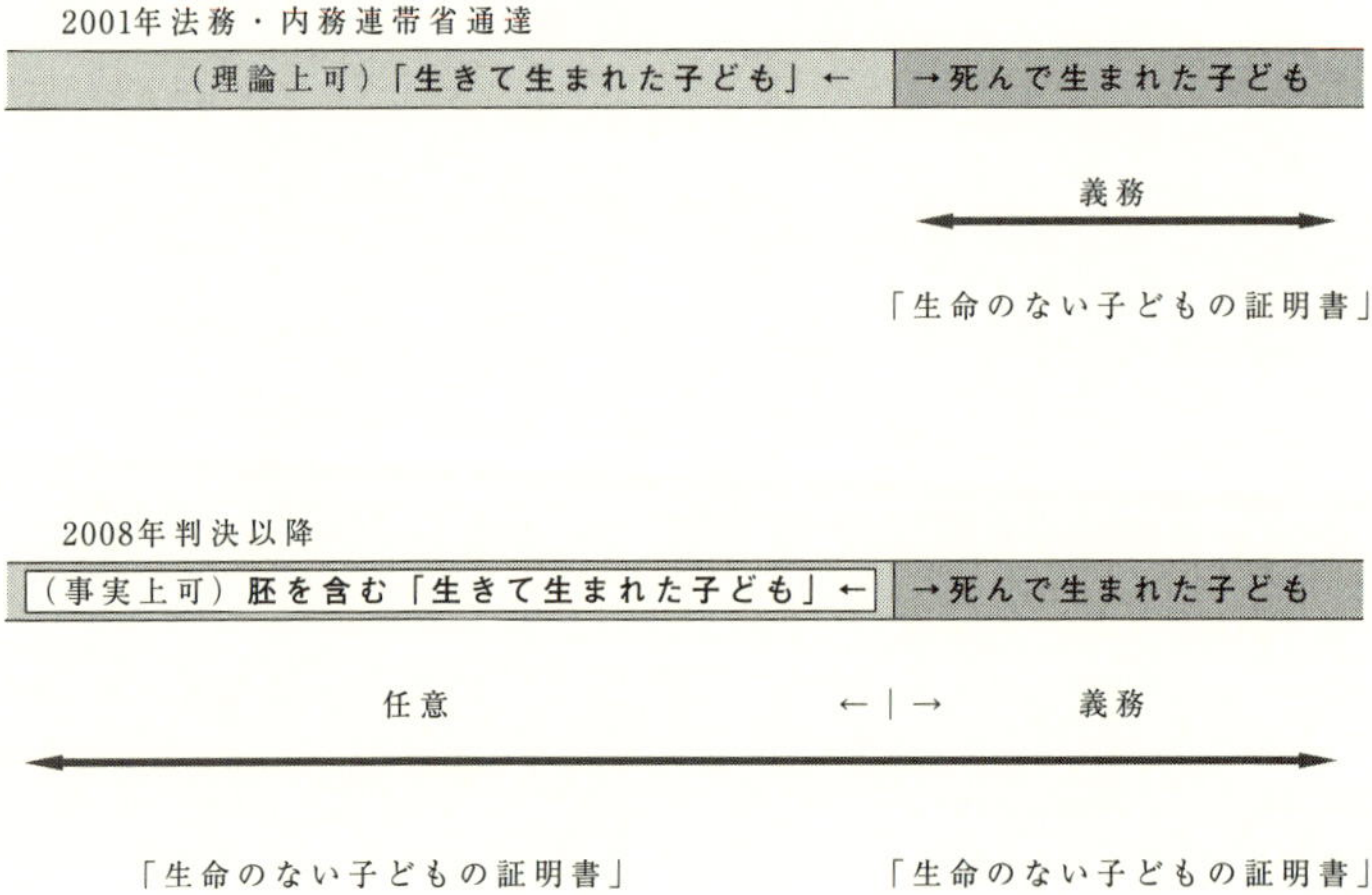

れた発達に依拠している。科学データの現状では、WHOによって妊娠二二週（22SA）または五〇〇gの胎児の体重へと定められた閾値は、民事身分の（……）二〇〇一年一一月三〇日付各省間の通達第2001-576号の各項にしたがって、民事身分吏によって正当に採用されている。これらの閾値は、本件において満たされておらず、結果として、民事身分吏が生命のない子どもの証明書を作成することを拒否した（ことは妥当であった）。（Cour d'Appel de Nîme 2005, Arrêt n° 253 du 17 mai 2008; Trapero 2008)

大審裁判所での一審と控訴院での二審はともに、胎児について、WHOあるいは二〇〇一年の通達が明示した「生存可能性」の基準、すなわち二二週もしくは五〇〇gに達しているか否かという基準に基づいて審判したものであった。そして、その基準に満たないという理由でいずれも却下したわけである。控訴院での判決に対し、二〇〇八年、最高裁である破毀院は以下のように決議した（図1‐5参照）。

民法典第七九条の一‐第二項を参照すると、出生した子の民事身分の届出をする前にその子が死亡したとき、かつ、子が生きて生まれ生存可能性にあったことを示す診断書のないとき、民事身分吏は（……）生命のない子どもの証明書を作成する、というこの法文から（争点が）生じているのである。

（……）生命のない子どもの証明書が作成されうるには、（その対象とは）我々が喪失（perte）を嘆くべきであるような存在であることを認識しなければならず、科学データの現状においては取り上げる理由のある――民事身分吏がそれを行ったような――WHOによって定義された生存可能性の閾値（……）にこの場合は達していなかった（が）、子ども（enfant）として認知されうる十分な発達段階――それは法令として発布することはできないもの――は、それでも、消滅前の胎児によって示された、独立した生命（として）穏当な希望の光（aune de l'espoir）から認証されるべきである。

（……）民法典第七九条の一‐第二項が、生命のない子どもの証明書の作成を胎児の体重にも妊娠期間にも従わせていないのに、控訴院が（その作成をめぐり）体重や妊娠期間の条件の法文を予見せず加えたことは違反であった、よって（控訴院判決を）破毀および無効とする。（Cour de

Cassation 2008, Arrêt n° 128 du 6 février 2008, Arrêt n° 129 du 6 février 2008, Arrêt n° 130 du 5 février 2008; Trapero 2008)

そのうえで、破毀院は、本判決に関する公式声明で次のように結論した。

（……）控訴院による当該判決を破毀する。民法典第七九条の一は、生命のない子どもの証明書の作成について胎児の体重にも妊娠期間にも従わせておらず、出産（accouchement）に続いて生命なく生まれた（né sans vie）すべての胎児は、いかなる発達段階であるかにかかわらず、民事身分の死亡登録簿に登録されることができる。（Cour de Cassation 2008, Communiqué cass. 2008[**26]）

二〇〇八年の破毀院判決は、当該胎児について、二〇〇一年の通達が言及する「生存可能性にないときに生きて生まれた子ども」であるかどうか、すなわち当該胎児が生きていたのかどうかを考慮の中心に置かなかった。それをすることなしに、三件ともに等しく、民法典第七九条の一－第二項のさす唯一の条件である「診断書のないとき」を文言通りに解釈および適用することで終結させたといえる。

二　「生命のない子ども」と「出産」の関係

二〇〇八年の破毀院判決以降、「生命のない子どもの証明書」の作成において、二〇〇一年の通達が示した「生存可能性」の基準を用いることは完全に廃止された。破毀院判決は、「生命のない子ども」について同証明書を作成するさいの基準を、次のように確認した。すなわち、民法典第七九条の一の法文どおり、子が生きて生まれたのちに死亡したことを記す「診断書」がない場合という基準である。これに加え、破毀院判決はあらたに次の条件を示した。同証明書が作成されるのは、「生命のない子ども」が「出産」によって産み出された場合であるとした。しかし、同判決において、何をもって「出産」とするかの議論は積み残したままであった。というのも、出産[※27]について法的に定義したものがないからである。WHOでさえも、母親における出産という身体現象そのものは定義していない。WHOは、出産ではなく出生について、そして母親ではなく子に視点を置き、以下のように定義している。

出生とは、妊娠期間にかかわりなく、受胎生成物が母体から完全に排出または娩出された場合で、それが母体からの分離後、臍帯の切断または胎盤の付着の如何にかかわらず、呼吸している場合または心臓の拍動、臍帯の拍動もしくは随意筋の明白な運動のような生命の証拠のいずれかを表す場合である。このような出産の生成物を新生児という。（WHO 2003＝厚生労働省 2006：

336)

このＷＨＯの出生の定義から読み取れば、出産とは、「妊娠期間にかかわりなく、受胎生成物が母体から完全に排出または娩出された場合」となるであろう。しかしながら、「生命のない子ども」と「出産」との関係でＷＨＯの出生の定義を採用することは、明らかに無理がある。なぜなら、「生命のない子ども」とは生まれる前に死んだ子や「死にゆく」子どもをさすのであり、そうした子どもの出生ではなく死亡を認めるのが、「生命のない子どもの証明書」だからである。ＷＨＯの出生の定義を引くのであれば、「妊娠期間にかかわりなく、受胎生成物が母体から完全に排出または娩出された場合」に「生命の証拠」を示す子どもとは、新生児以外にないのである。破毀院が「出産」を定義しなかった理由のひとつは、こうした背景によるものと考えられる。

二〇〇八年の政令と二〇〇八年の省令

二〇〇八年八月、「生命のない子ども」と「出産」の関係をどのようにして認定するかというあらたな問題への対応として、二つの政令[**28]と二つの省令[**29]が一度に出された。それらのうちから、「出産」について重点的に言及している政令と省令をひとつずつ取り上げる。一方が、民法典第七九条の一第二項の適応について定めた第2008-800号の政令であり、他方が、家族手帳の雛型を定めた保健省の省令である。まず、二〇〇八年の政令第2008-800号によれば以下の通りである。

民法典第七九条の一‐第二項によって定められた生命のない子どもの証明書は、保健大臣による省令によって定義された条件の範囲で作成されたものであり、かつ、出産の日時および場所を記載した診断書の提出に基づき、民事身分吏によって作成される。(*Journal officiel* de la République française du 22 août 2008: Décret n° 2008-800 du 20 août 2008)

この二〇〇八年の政令では、「生命のない子どもの証明書」を要請するさいに「出産」の旨を記載する「診断書」が必要であるとしている。次に、同政令が言及する二〇〇八年の保健省の省令は、以下を規定するものである。

前述の政令(……)のもと定められた出産の診断書(certificat médical d'accouchement)は、本省令の添付雛形に準拠して作成される。診断書に署名する施術者は、出産に立ち会った者であり、(立会人としての)その存在を肯定することができる臨床的特徴を有する者である。(*Journal officiel* de la République française du 22 août 2008: Arrêté du 20 août 2008, Ministère de la Santé)

二〇〇八年の政令と二〇〇八年の省令の定めるところは、「出産の証明書」が書かれるのは唯一、助産婦や医師などの立ち会いのもとの「出産」であった場合に限る、としたものと解釈できる。そして、結局は、「生命のない子どもの証明書」と「出産」の関係それ自体を明確に定義することなしに、「出産」であったという事実を証明することによって「解決」させたのである。

実際、母親の出産それ自体を定義することは困難である。というのも、自然流産と自然分娩は子宮収縮という同じ原理で起こるし、人工流産と人工分娩（誘発分娩）は誘発された子宮収縮という同じ原理で起こる。そして、人工流産の医療技術はすでに死亡している胎児を娩出させるために適用される一方、いわゆる人工妊娠中絶としても用いられる。また、人工分娩（誘発分娩）の医療技術については、妊娠末期に挙児のために適用されるほか、妊娠の中期および後期の人工妊娠中絶にも用いられる。とりわけ、妊娠の中期および後期の中絶は、まさに、子を産むことと同じである。つまり、子が母親の身体から離れるということだけを基準とすれば、中絶も流産もすべて出産なのである[29]（Panel 2008; Thévenot 2008; Manaouil et al. 2009）。しかしながら、一般的には出産とは、挙児、すなわち、育てるための生きた子どもを出産予定日に近い頃あるいは母胎外で生存可能と思われる頃に産み出すものと認識されている。流産を出産というのは、一般的にも医学的にも、およそなじんでいないのであった（Moutel 2008b）。

二〇〇八年破毀院判決および同年八月の政令は、このような「生命のない子どもの証明書」と「出産」の関係において、当該児の娩出が「出産」とみなせるかどうかの判断は医師や助産婦の裁量に委ねるものとした。このことは、当該児が、「出産」によって娩出されたか否かはもとより、「生命のない子どもの証明書」の作成対象であるかどうかの判断を、それまでの民事身分吏の裁量から医療者の裁量に移行させたことでもある。医療者はそれまで、客観的基準となる妊娠二二週未満および体重五〇〇g未満――「生存可能性」の基準――の娩出児を等しく流産児としてきたのであり、流産児とはすなわち「医療廃棄物」の枠組みに入れられてきたのである。二〇〇八年の一連の動き以来、医療者は、こうした「医療廃棄物」にあらたな判断や配慮を課せられることになったといえる。

このように、「生命のない子どもの証明書」の作成に「生存可能性」基準を参照することの廃止により、妊娠週数や胎児の体重が極めて少ないときに娩出され死亡した流産児の場合にも、同証明書の対象範囲が拡大された。これまでは、妊娠二二週以降あるいは体重五〇〇g以上の場合に死んで娩出された場合だけが、同証明書の対象であるとして認識されてきたのであった（92頁の図1-2および102頁の図1-5参照）。このいずれの場合にも、二〇〇八年破毀院判決は、〈人〉として出生していないという点で等しく「生命のない子ども」であるとした。さらに、こうした娩出児を「生命のない子ども」とみなす条件として、「出産」によって産み出されたことの証明を要することを定めた。しかし、何をもって「出産」とするかは曖昧なままである。たとえば、理論上では、妊娠初期の人工妊娠中絶の場合――とりわけ、処方された経口妊娠中絶薬ミフェプリストンを使用した場合は、胎児らしきものが丸ごと排出される――も、同証明書の対象となる。少なくとも、人工妊娠中絶による胎児の娩出の場合に「出産の証明書」を書くことを禁止するものはない。こうしたことから、一九七五年のヴェイユ法、すなわち合法妊娠中絶法以来解決したものとみなされてきたはずの胎児について、あらたな問題が沸き起こったと考えられている。

第五節　「中絶の権利」、胚や胎児の地位、「医療廃棄物」をめぐる混乱

これまで述べてきた二〇〇八年の破毀院判決の後、「生命のない子どもの証明書」をめぐり、医学、法学および世論においてさまざまな見解が示されている。とりわけ、「中絶の権利」、「胎児の地位」および「医療廃棄物」の取り扱いに関し、それぞれに混乱が生じるとして危惧されている。というのも、医学上では、妊娠週数と胎児の体重から判断される「生存可能性」基準を境にして流産と早産の区分をすることは、すでに不動のものとなっているからである。ところが、二〇〇八年破毀院判決以降、「生命のない子どもの証明書」をめぐる民事手続きでは、これらの「生存可能性」基準が採用されなくなった。このことから、民事手続き上では流産と早産の区分がなくなり、さらには、理論的には胚と胎児も同列に置かれることになったのである。繰り返しになるが、〈人〉として出生していない以上は、民事的にどこに線引きをしたとしても同じであると解釈されたのである。

破毀院における本裁判の調査判事であった Trapero も、その報告書で、民法典第七九条の一は「生命のない子どもの証明書」の作成に関し、「診断書のないとき」という唯一の条件以外に民事身分吏に判断の余地を残してはいないことを指摘している（Trapero 2008）。しかし、Trapero はこうも述べている。

もし、(生命のない子どもの証明書の作成にあたり)いかなる閾値も定義されないならば、そのことは、すべての妊娠中絶(grossesse interrompue)が民事身分へ届出されなければならないことを意味するであろう、(そして)そこには、人工妊娠中絶(interruption volontaire de grossesse)に関する法律や女性およびカップルの私生活の内面を侵害することはないのだろうか。(……)まだ生まれていない子どもにたいする尊重——一般的に認められているが、絶対的に認められるべきとまでは言えない——は、(……)すべての場合において、生命のない子どもの証明書の作成をもたらすのか。(Trapero 2008: 4-Discussion, para. 30, 59)

言い換えれば、Trapero の指摘は、「生命のない子どもの証明書」について、民事身分吏へ届出しなければならない子どもと届出しなくともよい子どもの境とされてきた「生存可能性」の基準がなくなった以上、すべての死産児に一貫した民事的処遇が求められることになりはしないかということである。このことと、一九七五年以来のいわゆる「中絶の権利」との関係は切り離せない。

破毀院判決から数日のうちに、フランスにおけるさまざまな運動協会および職業団体も、「中絶の権利」に関する見解を表明した。「家族計画(le planning familial)」、「全国人工妊娠中絶・避妊センター協会(ANCIC: Association Nationale des Centres d'Interruption de grossesse et de Contraception)」および「全国助産婦会(Conseil national de l'ordre des sage-femmes)」は、いずれも、二〇〇八年破毀院判決は人工妊娠中絶の権利を危うくするとし、「全国フランス産婦人科医・産科医会（CNGOF：Collège National des Gynécologues et Obstétriciens Français）」は、民事身分へ登録できる死産児の妊娠週数を二二週以降に固定するよう立法者へ要求したうえで、とりわけ、女性の自由な意思に基づくIVGすなわち自発的人工妊娠中絶の関係から、妊娠一五週未満の胎児を届出の対象とすべきではないと主張した（Manaouil et al. 2009）。

二〇〇八年以降、死産児には、理論上では胚や流産児および中絶胎児も含まれることになった。このことが、一九世紀にみたような、すべての妊娠や出産に届出を課した時代に戻ったことを意味するのであれば、「中絶の権利」を脅かすとの解釈は可能であろう。しかし、二〇〇八年破毀院判決は、人工妊娠中絶法にあらたな制限を加えるものではなかった。流産児を民事的に届出する親がいるという事実は、同じ妊娠週数で人工妊娠中絶をした女性に複雑な心象をもたらしうることは想像に難くないが、なによりも、本判決の対象となった子どもの届出は、親の義務とはされていないのである。もちろん、合法期限内に行われる人工妊娠中絶が、すべての女性の自由な意思に基づいて行われるものとすることは不変である。

一方で、臨床医たちによる、本判決とその影響についての見解はさまざまである。たとえば、小児科医のMoutel[**31]は以下のように述べる。

この決議の賛成者は、（胚や胎児の身分に関する）象徴的変化（すなわち非科学的な変化）をもって、すべての胎児は同じ状況下にあるとみなし、また、それらの民事身分への登録を認めることで、胎児や胚を人格の身分と同列に置くことを可能にさせるであろう。（Moutel 2008a: 1）

Moutel はさらに、今日の妊婦についてこう述べている。

早期のエコグラフィーによって「まだ本当の子どもではない」胎児を見ることができ、その「象徴的な擬人化（personnification symbolique）」に陥っている。（Moutel 2008a: 3）

対して、産科婦人科医である Nisand[**32] はこう述べる。

（妊娠）早期の子どもの喪失に直面する多くの家族によって期待されていたこの決議は、複雑な胚と胎児の法的身分を修正することなしに、親たちへ権利を戻した。（Nisand 2008: 13）

医師らの認識からは、胚と胎児、もしくは胎児と〈人〉との混同が、「潜在的人（personne humaine potentielle）」として位置づけた胚と胎児の地位をゆるがすという見解と、あくまでも胚や胎児の地位に変化はなく、親にとっての子どもとは、その生物学的発達段階や「生存可能性」という基準などとは無関係であるという見解を読み取ることができる。

他方、二〇〇八年破毀院判決によって、医療施設では胚および流産児の取り扱いに困惑が生じるとされている。一連の保健医療法典第一部における第二編[※33]と第三編[※34]、一九九七年の政令[※35]および二〇〇五年のCCNEの見解第89号[※36]によれば、胚や流産児、すなわち二二週未満の胎児の死体は、「医療廃棄物（déchets hospitaliers）」として焼却処分することが規定されているからである。ところが、本判決後は、胚や流産児の死体を、葬儀の対象となる遺体へ位置づけることも可能になった。このことについて、先のMoutelはこう述べる。

長い間、歴史的に、流産児や中絶胎児は「医療廃棄物」とみなされてきた（Moutel 2008a: 3）。（「医療廃棄物」における）人体の構成要素および産物は、その取り扱いを医療チームに一任されてきたのであり、女性やカップルにとっての関心の対象ではなかった。（Moutel 2008b: 15）

産婦人科医および産科医であるThévenot[※37]は、シニカルに以下のように述べる。

行政というものは、我々医療者に対し、我々の純粋に技術的な基準を忘れるよう、また、（失った子にたいする）喪の歩みの終結に向けて我々を信頼する家族を助けるよう、そして（それらのことは）同様に治療的歩みであることを想起させる、わずかばかりの人間性をときには見せるのだ。（Thévenot 2008: 713）

また、法律家であるDupont[**38]はこう述べる。

（胎児や胚の）死亡時の妊娠期間がどうであれ、（親による）葬儀遂行の権利対象として、家族の要求は考慮されなければならないのか。（Dupont 2008: 8）

いわゆる「生命倫理法」の二〇〇四年法は、妊娠中絶による胎児の体について、研究や利用を目的とした解剖および採取ならびに摘出を認めている。胎児の死因を究明する目的に限れば、医師はこれまで特別な規定もなく解剖や採取を実施できた。その流れを踏まえ、かつ、出生前の診断技術および機器開発の進展にともない、「形態学的異常を示す胎児」の病理解剖学への関心は増大する一方である（Dommergues et al. 2003: Moutel 2008a: 6）。「生命のない子どもの証明書」の作成対象が拡大されたことは、親による遺体の処遇の権限が強化されたことであるともいえよう。対して、胎児の死体が「医療廃棄物」となることを免れるということは、同時に「研究対象」となることをも免れうるということを意味する。これまで、医学における胎児の死体は、医療者にとっての「関心の対象」であった。ところが、胎児の死体は、親にとっての「関心の対象」へと逆転した。このことを重大な損失ととらえる医療者は少なくないであろう。というのも、医療者による「医療廃棄物」への権限は弱化されたからである。

はたして、先のMoutelが述べる「本当の子ども」とは、いかなる子どもをさすのか。民法上では、母胎外へ生きて生まれ、民事的手続きを踏まれた子どもだけが「本当の子ども」となるであろう。対して、CNEすなわち国家倫理諮問委員会は、胎児や胚を「潜在的人」と位置づけた。妊娠したのち、中絶ではなく産むことを決めた親にとっては、「潜在的人」はすでに子どもである。それゆえ、親は、まだ生まれていない子どもとともに、「親子」として母子保健の対象となることを受け入れるのである。フランス医学アカデミーは、二〇〇二年以来、胚や胎児について「患者」であると明言している。つまり、「本当の子ども」ではない、言い換えれば「本当の〈人〉」ではない存在を、医療の対象とすることによって擬人化してきたのはむしろ医学の領域からであるというべきなのだ。

「生命のない子どもの証明書」の作成に「生存可能性」の基準が採用されなくなったことにより、胚や流産児も死産児として民事登録(死亡登録)されることが可能となったわけだが、「生命のない子どもの証明書」が作成されたからといって、その対象となった胚や胎児に人格や民事身分が付与されるわけではない。なぜならば、民事上の出生の概念は微動だにしていないからである。二〇〇八年の破毀院裁判の原告たちも、流産児に対する人格付与を求めたわけではまったくなかった。したがって、少なくとも、親の要求が軌道を逸したものであったとはいえないのである。

「中絶の権利」、胚や胎児の地位、および「医療廃棄物」をめぐる混乱において問われていること、あるいは恐れられていることの本質は、胎児の死体の処遇に関する医療者から親へのイニシアチブの転換ではないのか。つまり、すべての胎児の死体について、「遺体」とするか「医療廃棄物」とするかの決定の主体がこれまでの医療者から親へと移行したことについてである。二〇〇八年破毀院判決は、胚や胎児の身分に関して、伝統的に医学や法学において積み上げてきた合理的な取り決めとは別の方向から、「家族」や「親子」という関係性をつくることの可能性をもたらした。これまで、母胎から娩出された流産児は、「医療廃棄物」すなわち〈物〉であった。しかし、二〇〇八年以降、流産児は、その生死や「生存可能性」を問わず「生命のない子どもの証明書」の発行対象となることで、擬似的ではあっても少なからず〈人〉に近づいた。つまり、「生命のない子どもの証明書」という装置によって、親は、これまで「医療廃棄物」として闇に葬られてきた我が子の存在を世俗的に承認させることが可能となったのである。あるいは、民法上の子どもではなくとも、個人レベルを超えた公共空間において、流産児について正当に「親子」や「家族」として証を残すことが可能となったのである。第三章で述べていく「中絶の権利」の獲得への長い歴史をみれば、こうした変遷は逆行と解されることは否めない。しかし、流産児にたいする「生命のない子どもの証明書」の要請は、親の任意によるものであって義務ではないのである。親もしくは女性が「選ぶ（Choisir）」[**39]という観点では、「生命のない子どもの証明書」の要請も人工妊娠中絶の要請も同じ原理といえる。そして、流産児の処遇をめぐるイニシアチブは医療者から親に完全に移ったわけではないことは明らかである。あくまでも、生殖全般の医療化の枠組みにおいて、「生命のない子どもの証明書」の申請および作成がなされるからである。ただし、親というある種の勢力が、これまで医学や法学が定めてきた、〈人〉として出生しなかった子どもすなわち死産児をめぐる区分において、「生存可能性」基準を排除したこと、端的には、社会保障の対象となる子どもか否かの線引きを排除したことは確かなのである（102頁の図

1－5参照)。

第六節　小括

フランスにおける「生命のない子どもの証明書」は、一九世紀以来続く、死産児をめぐる伝統的な民事届出である。現代ではこれまで、同証明書は、医学および民事ともにWHOの「生存可能性」の基準に依拠して作成されてきた。そして、死産児のなかでも、「生存可能性」基準に該当する場合に限り、〈人〉として出生しなかった死産児と認めるものとして同証明書が作成されてきた。ところが、二〇〇八年破毀院判決によって、「生存可能性」基準に該当しない胚や流産児も同証明書の作成対象となった。死産児の証明に「生存可能性」基準を参照することが廃止されたのであった。この判決は、胚や胎児の取り扱いへの法的および医学的な議論を正面から取りあげたことによるものではなかった。むしろ、そうした議論を避けたうえで、医学や法における合理性よりも、親の意思を尊重したものであったといえよう。親というひとつの勢力によって、死産児をめぐる「生存可能性ないときに生きて生まれた子ども」と「生存可能性あるときに死んで生まれた子ども」の境界が取り払われたのである。

一方、本裁判において、もし原告の訴えが、流産児にたいする「生命のない子どもの証明書」ではなく、出生および死亡の証明書を要請するものであったならばまったく違った展開をみせたはずである。仮にそうした裁判が行われた場合、流産児の民事的な出生と死亡をそれぞれ認証するものとして、当該流産児に出生証明書と死亡証明書の双方の発行を認めることは間違いなく不可能であったと思われる。なぜなら、子の出生の概念と「生存可能性」基準を切り離すことは、民法典を根底からくつがえすことになるからである。第四節で述べた、破毀院判決のさす、子どもとして認識されうる十分な発達段階は独立した生命の希望の光から認証されるべきである、という理論は肯定されることはなかったであろう。また、新生児医療における事実上の「生存可能性」とは、妊娠二四週以降が現実的とされていることも考慮に入れられたはずである（Panel 2008）。

本判決に関し注目すべき点は、「生命のない子どもの証明書」という古い伝統が消滅していくのではなく、強化され継続しているという点である。その背景には、「生命のない子どもの証明書」のもつ機能の変化が浮かび上がる。かつて、その機能は、子の出生隠滅の規制および死亡登録の統制にあったのが、今日では、民事的には存在しない子どもとその親との「親子」関係の証明へと移行した。この移行は、二〇世紀から顕著になった、妊娠および出産の高度医療化、それにともなう母子保健を軸とした社会保障制度の拡張に連動したものといえよう。ただし、本判決前まで、その社会保障とは、事実上、民事的に〈人〉として存在したあるいは存在している子どもと、「生存可能性あるときに死んで生まれた子ども」だけを対象としていた。つまり、妊娠二二週未満および体重五〇〇g未満で産み出された子どもは、たとえ生きていたとしても、客観的基準のもと等しく「医療廃棄物」とみなされ、社会保障の対象からは外されてきたのであった。

近代家族における子どもへの視線は、医療の高度化によって胚や胎児にまで及んでいる。そして、親による子への想いも相乗的に強化されてきた。というのも、胎児の三次元の画像や写真を望む親は、遅くとも妊娠一〇週から一二週のうちに、まず映像としての胎児（らしきもの）を見ることができ（UNAF 2008: Thévenot 2008）、次に、妊娠経過に伴い胎児心拍を聴くことができる。こうして親は、視聴覚を通して除々に、胎児を子どもとして認識および体感することになるのである。二〇〇八年破毀院判決は、現代のフランスにおける死産児の承認範囲を法的に拡大した。それによって、民法を土台とした子の出生の管理、すなわち、一九世紀以来の「生命のない子ども」つまり死産児の存在の掌握と、先述した一九九三年の保健省通達のさす「わずかな生命の兆候を示す妊娠期間の短い新生児の民事届出を避ける」仕組みを、ほぼ完成させたのだともいえる。

それでは、望んだ妊娠ではあったものの、出生前診断の結果によって妊娠を中断する場合の胎児はどんな位置づけにあるのだろうか。第二章では、フランスの人工妊娠中絶の歴史を辿ったうえで、現代フランスにおける、妊娠の中・後期の中絶と死産児の関係を論じる。

註　第一章

※1　Arrêts (n° 128, 129, 130) de la Cour de cassation du 6 février 2008.

※2　林（2008）によれば、二〇〇八年破毀院判決の原告の事例は、子宮内胎児死亡であったと紹

介している。一方、小林（2008）は、それを出産と記している。子宮内胎児死亡は、すでに子宮内で胎児が死亡している場合のほか、流産が始まることによって胎児が死亡する場合がある。流産で胎児が自然に娩出されるのでなければ、医学的人工妊娠中絶（ＩＭＧ）によって胎児の娩出が図られる。二〇〇八年判決では、本事例に関し子宮内胎児死亡やＩＭＧであったことを示唆しておらず、全例について「生命のない胎児（fœtus sans vie）」を「出産した（est accouchée）」（Arrêts n° 128, 129, 130 cass. 2008）と明示している。他方、Corpart（2008）によれば、当該事例について「出産があまりにも時期尚早に起こっていた（les accouchements s'étaient produits trop précocement）」（Corpart 2008：122）とされている。いずれにしても、胎児の生死、および胎児の娩出の自然あるいは人工を問わず、本事例の胎児は妊娠二二週未満に起こった流産の区分内に該当することに変わりはない。なお、出産に関するフランス語について Laget（1982＝1994）は、一七世紀から一八世紀には、「みずからに子を産ませる（s'accoucher）」つまり「みずから子を産む」という動詞を用いて母親の主体性を現したが、現在では「子を産む（accoucher）」という動詞に取って代わり、母親の主体性が消され子に視点を置くようになったと指摘している。

＊＊3　「死産の届出に関する規程」のいう死産とは、「妊娠四月以後の死児の出産すなわち妊娠一二週以後の死児の出産をさし、自然死産および人工死産の如何を問わない。なお、母親の妊娠中に父親による胎児認知の届出（母親の氏名および本籍にて）がなされていた場合に限り、妊娠一二週未満における流産も死産届の対象となる（戸籍法第六〇条の一、第六一条、第六五条）。この場

合の死産届は、胎児認知手続きを終了させる目的で行うものである。いずれにおいても、子が出生し出生届がなされていない限り、親の戸籍に子が記載されることはない。一方、妊娠一二週以降の死産届は、届出人の事情で必ずしも全例が履行されるわけではないことが指摘されている（渡辺・稲葉 1999; 島本 2005）

＊＊4　昭和二三年一二月二三日基発第1885号（労働省労働基準局長名通達）は、出産について、「妊娠四ヶ月以上の分娩とし、生産《せいざん》のみならず死産を含む」と定義している。健康保険法等に基づき、被保険者もしくはその被扶養者が出産したときは、「出産育児一時金および家族出産育児一時金」が支給される。この制度は、「死産の届出に関する規定」のさす妊娠一二週以後つまり妊娠四ヶ月以後の死児の出産の場合にも適用される。しかし、財団法人日本医療機能評価機構が運営する産科医療補償制度との関連で、支給額は妊娠二二週以後の場合が四二万円、妊娠二二週未満の場合が三九万円となっている（財団法人日本医療機能評価機構 2009; 厚生労働省 2012）。なお、労働基準法に基づく産前産後休業は、産前に六週間および産後に八週間を規定しており、死産の場合にも適用される。

＊＊5　フランスの民法典における子に関する規定は本章で述べていくところである。なお、同典では、「胎児（fœtus）」に関して直接に言及する規定はない。このことは、「胚（embryon）」についても同様である（小林 2008: 5）。ただし、刑法典では胚および胎児の言及がある。しかし、その言及は、体外の胚および死亡した胎児の研究利用の場合に限定される。

※6　フランスにおける妊娠週数の医学的表記は、たとえば妊娠一四週であれば、14 SA（14 semaines d'Aménorrhée）とする。日本や米国と同様に最終月経初日からの無月経週数を示す（山本 2007）。一般に、法文では普遍性を保つため科学的基準や医学的基準を用いることは極力避けられるが、合法中絶に関しては例外的に妊娠週数の期限を明示している。ただし、一九七五年のヴェイユ法はあくまでも伝統的な妊娠週数の起算方式（つまり排卵日もしくは性交日起算）を用いており、医学的な妊娠週数と法的な妊娠週数との間には二週間のずれがある。二〇〇一年には中絶の合法期限自体が延長されてもいるので、一九七五年法を読むさいには留意を要する。

※7　生物学あるいは発生学では、人の胚は受精後八週以降から胎児になるとされている（Manaouil et al. 2009）。この時期は、ほとんどの臓器の形成が完成している。

※8　「生命のない子どもが民事身分吏に提示されたことを証明するにあたり民事身分吏による証明書の作成方法を含める一八〇六年七月四日の政令（Décret du 4 juillet 1806 contenant le mode rédaction de l'acte par lequel l'officier de l'état civil constate qu'il lui a été présenté un enfant sans vie）」。なお、一八〇六年の政令に先立ち、一五五六年の国王アンリⅡ世の勅令は、出生隠滅や中絶および子殺しを防ぐため、まず妊娠届をすることを義務づけていた。未婚女性や寡婦を含むすべての女性が対象であった。妊娠届は、地方によって届出方法に多少の違いがあったが、とりわけパリでは警察署長あてになされた（福本 1985）。

※9　出生隠滅は古語では「suppression de part」と記され、「part」は新生児を意味する（Guillien et Vincent 1998＝2006：227）。出生隠滅は、旧刑法典ではそれ自体が犯罪であったが、一九九二年の新刑法典では子の民事身分の侵害に包摂されている（山口俊夫 2002）。なお、一九世紀までは新生児について明確な定義はなく、一八三五年に破毀院が提示した定義によれば、「新生児は生まれたばかりの子どもであるか、その誕生から極めて近いときの子どもである」（Lalou 1986：193）とされた。しかし多くの場合、新生児は生後一年未満の乳児に包括された。重要なのは、子どもが一歳を過ぎている幼児ではないことであった。このことは、犯罪における刑罰や乳児死亡率と密接に関連した。とはいえ、子の生年月日が常に明らかであるとは限らなかった。

＊＊10　一八〇四年のフランス民法典（ナポレオン法典）では、出生届は現在と同様に生後三日以内に行うことが定められている（第五五条）。

＊＊11　一七世紀では、子はただ遺棄されるのではなく、衣服などに人目を引くための工夫がなされ、名前や洗礼名および生年月日を記した札が付いていることもあり、明らかに誰かに拾われ育てられることが意図されていた（Lager 1982＝1994）。しかし一八世紀に入り、捨てられる子が増大するにつれ、捨て方は粗雑になっていった。「子捨て（abandon d'enfant）」は、旧刑法典では一八四三年に犯罪とされた。しかし元来、中世以降の欧州のキリスト教徒の間で、子捨ては親による子の救済のための現象であった（Le Boulanger 2011）。「捨て子（enfant abandonné）」は、多くの場合、公共の場所か修道院の入口に置かれてきた。フランスでは一六三八年、そうした子どもたちを受け入れる施設が、カトリックの司祭であるVincent de Paul（一五八一－一六六九）に

よってパリに初めて創設された。彼は国内に多数の病院も創設し、後に列聖される。なお、彼の貢献を称え彼の名前が付けられた産婦人科・小児科病院が現在もパリの一四区に存在する。しかし、二〇〇五年の胎児の死体標本をめぐる事件以来閉鎖され、二〇一一年以降は病院としての機能を完全に停止した。なお、この事件については第三章で論じる。フランス全都市における捨て子の受け入れは、一八一九年に三万二一四八人、一八三一年に三万五八六三人の記録がある（Le Boulanger 2011）。一八六〇年には国内で七万六〇〇〇人の捨て子が施設で養育されており、国内で平均して、毎年およそ二万人（出生数のおよそ二％）の捨て子が迎えられていた（Rollet-Echalier 1990）。フランスでは、一八世紀から一九世紀の間に三〇〇万人の捨て子が確認されており、一九四五年を過ぎるまで子捨ての現象は続いた（Le Boulanger 2011）。一八世紀から一九世紀は、出生数も捨て子数も最多の時期であった（Flandrin 1984＝1993; Rollet-Echalier 1990）。

**12 一九九二年の新刑法典では子殺しの記載はなくなり、あらたに「一五歳以下の未成年の殺人（meurtre sur mineur de moins de quinze ans）」が設けられている。

**13 少なくとも、乳児であり幼児ではないことである。なお、被害者が新生児ではなく幼児であると判定された場合は、殺人もしくは謀殺の刑罰に該当した。

**14 近世から近代にかけて、王族やブルジョワを除く一般の人々は、家庭の台所や寝室で出産をし、夜になればひとつの寝台で親子が休んだ（Laget 1977; Flandrin 1984＝1993; Ariès 1960＝1980; 野間 2008）。当時の慣習では子の着衣に関し、将来二本足で立つことを期待して、子の全身が布できつく巻かれた（Laget 1982＝1994）。また、住まいの床は、農村であれば踏み固めた土が、都市であれば石もしくはタイルが用いられ、概して住居に浴室というものはなかった（Flandrin 1984＝1993；大森 2006）。入浴というよりも沐浴に近い大人の身づくろいと同様に、子の産湯や沐浴は、公衆の水場から汲んできた水を沸かす台所で行うか、大人用の入浴桶に湯を注いで行われた（Csergo 1988＝1992；内村 2011）。圧死、転落、溺死等はいつでも起こりえた（入来 2002）。なお、古代より、生まれた子の産湯は最も容易な子殺しの手段でもあった（津田 2000）。ところで、一七世紀のフランスにおいて、排水や下水で汚染された河川を源とする水を皮膚に接触させることは、ペストなどの病原菌がうつる――実際にはネズミのノミを介する昆虫媒介感染――として極力忌避されていた。当時は、大人にも子どもにも入浴や沐浴という習慣はなく、せいぜい部分洗いか拭き取りで事足りた（高遠 2004；内村 2011）。一八世紀には一変して、水や湯で体を洗うことは健康と清潔の維持に有用であるとされ、入浴の一般化が始まった（Csergo 1988＝1992）。

＊＊15　一九世紀末には、医師によって、かつ病院で、出産に続く子殺しが半ば公然と行われていた。それは避妊の名目すらもっていた。「人（homme）がとるに足りない胎児である期間」は、生後一五日以内とされていた（Lalou 1986）。

＊＊16　これが法的に明確にされたのは、一九九三年になってからである。「一九九三年一月八日の法律第 93-22 号（La loi n° 93-22 du 8 janvier 1993）」は、一八〇六年の政令を廃止し子の死体の提示義務を完全になくすことを定めた。

＊＊17　たとえば、一八五一年から一九一〇年における、フランス国内での新生児に対する犯罪は、出生隠滅、過失致死、子殺しを含めて二万一一三七件が確定されている（Lalou 1986）。毎年、平均して三五八件が有罪判決を受けたことになる。これらはあくまでも犯罪として告発されたものに過ぎず、実際に起こった事象の総数については不明である。

＊＊18　出生隠滅であるから、親があらかじめ子の出生の届出――〈人〉として生まれさせる――をしておくことは考えにくい。しかし、親が子に手をかけたのち、「生命のない子ども」すなわち「死産児」として届出を行うことは不可能ではない。ただし、子の死体に殺害の痕跡が残らないよう最大の「配慮」を要するであろう。

＊＊19　Arrêt de la chambre criminelle de la Cour de cassation du 7 août 1874. この判決以来、妊娠一八〇日あるいは妊娠六ヶ月を経たのちに死んで生まれた子どもは、たとえ生きていなかったということが証明されていたとしても、親は民事身分吏へその死体を提示しなければならなかった。それをしなかった場合、禁固六日から十ヶ月の刑が課されることになった。

＊＊20　民法典第七九条の一は、註16で述べた、「一九九三年一月八日の法律第93-22号（Loi n° 93-22 du 8 janvier 1993）」によって創設された。この条項は、民法典第一編「人」第二章「民事身分証明書」第四節「死亡証明書」へ挿入された。

＊＊21　「民事身分における死亡新生児の表明に関する一九九三年七月二二日の通達第50号（Circulaire n° 50 du 22 juillet 1993 relative à la déclaration des nouveau-nés décédés à l'état civil)」。

**22 「出生表明の前に死亡した子どもの民事身分登録および遺体の引き受けに関する二〇〇一年一一月三〇日の通達第2001-576号（Circulaire n° 2001-576 du 30 novembre 2001 relatif à l'enregistrement à l'état civil et à la prise en charge des corps des enfants décédés avant la déclaration de naissance)」。

**23 民法典第一編第二章第一節「出生証明書」第一款「出生届」に、第五五条として挿入されている。

24 家族手帳は一八七七年に創設され、家族の出産、死亡、婚姻など民事身分上の事項を記載する。原則として、婚姻した男女のカップルにたいし民事身分吏より交付される。なお、婚姻前の出産であってもそれに続く婚姻があった場合、および夫婦間の養子縁組の場合も交付される。また、一九九九年から導入されているＰＡＣＳ：Pacte Civil de Solidarité（パックス：連帯市民契約）を選ぶことにより非婚カップルの共同生活が締結されている場合も、カップル間に子が出生したときは家族手帳の交付を受けることができる。そのさい、ＰＡＣＳの解消や婚姻を要求されることなしに、子の出生届の提出にともない自動的に家族手帳が発行される。さらに、フランスでは二〇一三年にいわゆる同性婚法25が成立し、同性カップル間——先に述べたＰＡＣＳの締結は同性間にも認められるが、同性・異性を問わず、ＰＡＣＳによる法的な家族関係や親子関係の結成は現在も認められていない——における養子縁組や共同親権の制限が解かれた。これにより、いわゆる連れ子のほか、カップル間であらたに養子を迎える場合の法的な家族関係と親子関係が、異性婚カップル間と同様に認められることになった（服部 2013）。つまりは、同性婚カップル間には、家族手帳が交付される。ただし、フランスでは、婚姻の有無を問わず同性間および単身者への生殖補助医療技術の利用は認められておらず、同性間や単身者が人工生殖による子の出生を計画することはできない。同技術を利用できるのは、「安定した関係にある男女のカップル」だけである（小門 2014）。

※25 「同性両当事者に婚姻を解放する二〇一三年五月一七日の法律第 2013-404 号（Loi n° 2013-404 du 17 mai 2013 ouvrant le mariage aux couples de personnes de même sexe）」。

※26 「二〇〇八年二月六日第一民事部の三判決に関する公式声明（Communiqué relatif aux arrêts 06-16. 498, 06-16. 499 et 06-16. 500 du 6 février 2008 de la première chambre civile）」。破毀院広報課。

※27 ごく一般的な定義では、出産とは「子どもの身体がその母親から離れること」（Le Robert 2006）とされている。

※28 「民法典第七九条の一‐第二項の適応に関する二〇〇八年八月二〇日の政令第 2008-800 号（Décret n° 2008-800 du 20 août relatif à l'application du second alinéa de l'article 79-1 du code civil）」。「家族手帳に関する一九七四年五月一五日の政令第 74-449 号を改正する二〇〇八年八月二〇日の政令第 2008-798 号（Décret n° 2008-798 du 20 août 2008 modifiant le décret n° 74-449 du

15 mai 1974 relatif au livret de famille)」。

**29 「生命のない子どもの証明書の作成依頼に向けた出産の診断書の雛形に関する二〇〇八年八月二〇日の省令（Arrêté du 20 août 2008 relatif au modèle de certificat médical d'accouchement en vue d'une demande d'établissement d'un acte d'enfant sans vie)」、法務省。「家族手帳の雛形を定める二〇〇六年六月一日の省令を改正する二〇〇八年八月二〇日の省令（Arrêté du 20 août 2008 modifiant l'arrêté du 1er juin 2006 fixant le modèle de livret de famille)」、保健省。

**30 もちろん、帝王切開によって子が取り出された場合も出産に位置づけられる。

**31 Grégoire Moutel は、パリ第V大学医学部医療倫理・法医学研究所助教授である。また、フランス・フランス語圏医療倫理学会（Sffem: Société française et francophone d'éthique médicale）事務総長も務める。

**32 Israël Nisand は、ストラスブール大学病院産科婦人科長。

**33 保健医療法典第一部「保健医療保護一般」第二編「人体の贈与と利用」第四章「人体の組織・細胞・産物および副産物」第一節「採取および収集」、第 L.1241-5 条。

**34 保健医療法典第一部第三編「保健および環境保護」第三章「環境および労働に関する衛生リスクの予防」第五節「大気汚染と廃棄物」第一款「感染性およびその類似のリスクにおける医療活動の廃棄物」、第 R.1135-1 条。第二款「解剖部分の選別」、第 R.1135-9 条。

**35 「感染性リスクに対する医療活動廃棄物と類似の解剖部分のふるい分けに関し保健医療法典を

改正する一九九七年一一月六日の政令第97-1048号（Décret n° 97-1048 du 6 novembre 1997 relatif à l'élimination des déchets d'activités de soins à risques infectieux et assimilés et des pièces anatomiques et modifiant le code de la santé publique)」。

**36 「胎児および死産児の死体の保管に関して——首相への回答」、二〇〇五年九月二二日のCCNEの見解第89号。

**37 Jean Thévenot は、トゥルーズにおけるメディカルセンターの産婦人科医・産科医である。県医師会総長でもある。

**38 Marc Dupont は、パリ公立病院機関社会福祉施設における法律問題および患者の権利部門局長である。

**39 Choisir は、一九七二年に結成された避妊と中絶の自由化を訴える市民団体の名称である。同団体は、同年に行われた妊娠中絶裁判、いわゆるマリ＝クレール裁判で活躍する弁護士ジゼル・アリミが主宰し、知識人らも巻き込みながら、他のさまざまな団体とともに妊娠中絶合法化への影響を強めた。

第二章

医学的人工妊娠中絶（IMG）と「死産」の技法

第一節　生きて生まれる中絶胎児

妊娠の中・後期における人工妊娠中絶では、胎児を人工的に早産させる方法が長年採用されてきた。妊娠の中期あるいは後期における早産であるから、胎児が生きて産み出される、すなわち胎児が生きて生まれる場合がある。その胎児は、中絶を目的として娩出されているので、死すべき存在とみなされる。しかし、娩出後なお生存している胎児を死に至らしめることは、出生を期待され生きて生まれた新生児の生命を絶つことと生物学的には同等といえる（山本 2011）。したがって、そこには出生をめぐる倫理的問題が存在する。本章では妊娠の中・後期の中絶において、生命の徴候を示しながら娩出された「胎児」の医療における取り扱いに焦点をあてる。そのうえで、出生前診断の結果から、重篤な障害をもつなど母胎内で生きている胎児の状態を理由として、妊娠二十二週以降に中絶することに伴う倫理的問題を明らかにする。

本章では、順に、日本における人工妊娠中絶を概観した後、日本と対照的な位置づけにあるフランスの人工妊娠中絶を取り上げていく。それに先立ち、本説では、フランスの合法中絶の種類について説明しておく。フランスには、序章で言及した一九七五年以来の妊娠中絶法（ヴェイユ法）のもと、合法中絶に二つの大枠が設けられている。第一の中絶に、ＩＶＧ（Interruption volontaire de la grossesse）すなわち自発的人工妊娠中絶がある。同法において、ＩＶＧを規定する法文のうちのひとつである第 L.162-1 条では、次のように定められている。

〈自発的人工妊娠中絶〉

困窮の状況に置かれて妊娠した女性は、その妊娠を中断することを医師に求めることができる。この中断は、妊娠一〇週（最終月経初日起算では妊娠一二週、つまり妊娠 12 SA）の終わりの前までしか行うことができない。（Loi n° 75-17 du 17 janvier 1975 relative à l'interruption volontaire de la grossesse, Section I, Art. L.162-1）

ＩＶＧすなわち自発的人工妊娠中絶は、理由の如何を問わず、合法期限内であれば女性の自由な意思のもとに実施される。妊娠継続について当人に一定の熟慮期間が設けられるが、ＩＶＧは、最終月経初日起算での妊娠一二週（二〇〇一年より現在では妊娠一四週に改正）の終わりまで施術が可能である。

第二の中絶に、ＩＭＧ（Interruption médicale de la grossesse）すなわち医学的人工妊娠中絶がある。同法でＩＭＧを規定する法文のうちのひとつである第 L.162-12 条では、以下のように定められている。なお、同条では「治療的理由による自発的人工妊娠中絶」という表現が使われているが、要するにＩＭＧであり、これについては第四節で説明する。

〈治療的理由による自発的人工妊娠中絶〉

自発的人工妊娠中絶は、二名の医師が、検査と審議の後に、妊娠の継続が女性の健康に深刻な危機をもたらすこと、あるいは生まれてくる子ども（enfant à naître）が診断時に不治と認められる特別に重篤な疾患（affection d'une particurière gravité）に罹患している可能性が強いことを証明した場合、妊娠のすべての時期に実施することができる。

二名の医師の一方は、公立病院もしくは第L.176条の条件を満たす私立病院で活動している必要があり、他方は、破毀院付もしくは控訴院付の専門家リストに登録されている必要がある。

協議書の写しの一部は当人（intéressée）に渡され、他の二部は診察医によってそれぞれ保管される。（Loi n° 75-17 du 17 janvier 1975 relative à l'interruption volontaire de la grossesse, Section II, Art. L.162-12）

ＩＭＧは、母体救命や子宮内胎児死亡の場合に胎児を人工的に娩出させるほか、妊娠中の胎児の出生前診断に基づいて妊娠を中断する場合に実施される。本章は、フランスの人工妊娠中絶の歴史を辿ったうえで、現代のＩＭＧに照準を定めるものである。とりわけ、ＩＭＧの中でも、出生前診断によって生きている胎児の状態が診断された後に、ＩＭＧの必要性が検討される場合に焦点をあてる。すなわち、母体救命やすでに胎内で胎児が死亡している場合のＩＭＧは、本章では取り上げない。

フランスでは、障害をもつなど胎児の状態を理由とする中絶[※1]が合法化されている。さらに、あらかじめ胎児が生きて生まれないための措置が用意されている。出生前診断の結果によって中絶される胎児は、計画的に厳密にそして明確に「死産」児となる。後述していくように、フランスの医療における中・後期中絶では、胎児の状態を理由に中絶することよりも、胎児が生きて生まれることに対して倫理的配慮を行っているようにみえる。

ところで、日本におけるフランスの人工妊娠中絶に関する議論は、「中絶の権利」や胎児の地位に焦点をあてたＩＶＧすなわち自発的人工妊娠中絶に関するものがほとんどである（中嶋 1993, 2002; 建石 2002; 小出 2004; 本田 2005; 小林 2008）。このことからも、日本でフランスのＩＭＧ、とりわけ妊娠の中・後期に行われる医学的人工妊娠中絶の倫理的問題を検討することの意義は少なくない。

これらを踏まえ、本章全体では、まず、母胎内で生きている胎児がいかなる理由で中絶の対象および中絶の医学的適応となり、どのような過程を経てＩＭＧが決定されていくのかを分析する。次に、母児双方に行われる医療技術――人工分娩および人工死産に関わる母児への一連の医療処置――の実際を「死産」の技法として明らかにする。さらに、ＩＭＧにおいて、母胎内で生きており、かつ母胎外で生存する可能性があるとみなしうる胎児を死に至らしめることが、倫理的にどのように正当化されているのかを明らかにする。

第二節　日本における人工妊娠中絶

日本では、明治四〇年に制定された刑法の堕胎罪（刑法第二一二条〜第二一六条）によって、胎児は法的に保護されている。ただし、昭和二三年制定の母体保護法第一四条に基づいた人工妊娠中絶に限り、その違法性は阻却される。母体保護法は、障害をもつなどの胎児の状態を理由とした中絶を認める規定、いわゆる胎児条項を定めていない。また、同法は、胎児が母体外で生存可能とみなされる時期、すなわち妊娠二二週[※2]を超えた中・後期の中絶も認めていない[※3]。にもかかわらず、胎児の状態を理由とした中絶および妊娠の中・後期の中絶は事実上可能である（石井トクほか 1993; 栗原ほか 2003）。まず、妊婦による医師への中絶の要請は、中絶を受ける本人と配偶者に相当する者の署名のみで足りる。そして、その要請の承認は、同法の指定医師である産婦人科医ひとりの判断によってなされる。同法に基づく、「胎児が、母体外で生命を保続することのできない時期」の判断や、「人工妊娠中絶を実施することができる時期」の判断は、「個々の事例」における指定医師の医学的観点によるものである（厚生省保健医療局 1990a, 1990b）。とりわけ、妊婦の妊娠期間が二二週未満であるか否かの診断は、指定医師の裁量による（西田 1994; 渡辺・稲葉 1999; 新家 2003; 島本 2005）。

現在日本では、妊娠二二週以降に胎児の状態を理由とし、母胎内で生きている胎児を中絶することに関する記述は極めて稀である。こうした中絶の存在自体が、医療において明らかにされにくい。妊娠二二週以降、かつ、障害をもつなどの胎児の状態を理由とする中絶は、母体保護法によって法的に認められていないからである。しかし、なによりも出生前診断技術の進展によって、胎児の状態を早期に知りうることが大きく関係している。なぜなら、出生前診断によって、母胎内の胎児について中絶をするか新生児医療との連携を図るかが、妊娠の比較的早い段階で決定されるからである。それでもなお、妊娠二二週以降に、母胎内で生きている胎児の状態を理由とした中絶は存在している。たとえば、石井トクほか（1993）の事例[※4]では、胎児の母胎内での発育がこれ以上は不可能な状態であるとして、夫婦と妊婦の母親の意向に沿う形で、妊娠二八週五日に後期中絶が行われている。胎児は、母胎内で生きてはいるが発育は見込めず、母胎外でも発育することが期待できないことから胎外での生存も不可能であるとみなされたと考えられる。そして、おそらくは、胎児はなんらかの障害をもっていたのだと推測される。この中絶は、医師が、中絶合法期限後の胎児について生命を尊重するという「原則的倫理」ではなく、胎児と家族の「状況倫理」に鑑みることで実行されている（石井トクほか 1993）。胎児の予後よりも、すでに障害をもつ子どもを育てている家族の状況が考慮された形である。

妊娠の中・後期の中絶は、初期の中絶と大きく異なる。すなわち、吸引や掻爬によって子宮内の胎児を破壊して取り出すのではなく、人工的に誘導された子宮収縮[※5]によって胎児を子宮外に娩出する。通常の人工分娩と同じ様式であるから、子宮内で胎児が死亡していなければ、胎児は生きて生まれてくる可能性がある。日本では、一九七五年まで中絶合法期限が妊娠二八週未満であったことから、母胎内で生きている胎児の中絶に関する記述はかなり多くあった（橋爪 1950; 今尾 1950; 清水ほか 1950;

山田ほか 1950; 大垣 1962)。しかし、かつても現在も、子宮内で生きている胎児を妊娠の中・後期に中絶することに関し、その中絶手技こそ詳細が述べられるものの、娩出された胎児への具体的な言及はほとんどない。せいぜい、「娩出児の生存するを認めた」[※6](清水ほか 1950)、「生(→)死」[※7](今尾 1950)、「生命の徴候はあり、生後一二時間後に死亡している」(石井トクほか 1993)といった程度の記述に留まるのみである。胎児は母胎内で生きていたのであり、かつ中・後期の中絶なのだから、娩出後の胎児が死なない可能性さえある。生きて生まれた「胎児」はその後どうなったのか。「胎児」はいつどのように死んだのか。中絶後の胎児の生命が生から死へと移行する部分の記述が欠落しているのである。[※8]そしてこの欠落は、生きて生まれた「胎児」が死に至るのをただ待ち(石川 2011)、子宮内胎児死亡の場合と同様に死産および死産児に包括するしかない、日本の医療の現状を示唆している。

ここで、死産と出生の医学的定義を再度確認しておく必要がある。WHOが勧告した国際疾病分類(ICD-10)によれば、死産は妊娠二二週以降の妊娠中絶をいう。なお、同分類の二〇〇三年版からは、死産を胎児死亡と表示している。日本産科婦人科学会の定義では、死産とは「妊娠二二週以降の妊娠中絶による死亡胎児の出産」としている。ただし、ここでいう「妊娠中絶」とは人工妊娠中絶に限っておらず、人工死産と自然死産が含まれている。これに対し、厚生労働省は、「妊娠一二週以降の死児の出産」を死産としている。ここでいう死児とは「出産後において心臓拍動、随意筋の運動及び呼吸のいずれをも認めないものをいう」とされる。一方、出生とは、国際疾病分類によれば「妊娠期間にかかわりなく、受胎生成物が母体から完全に排出または娩出された場合」であり、かつ、受胎生成物が「母体からの分離後、臍帯の切断または胎盤の付着の如何に関わらず、呼吸している場合または心臓の拍動、臍帯の拍動もしくは随意筋の明白な運動のような生命の証拠のいずれかを表す場合」としている。

日本は出生に関し法的に明確な定義はなく、さまざまな学説[※9]に依拠しており評価も定まっていない。国際疾病分類に従えば、母胎外で妊娠二二週以降に生命の徴候をみる「胎児」すなわち生きて生まれた「胎児」は厳密には新生児であり、出生とみなされてよいはずである。ところが人工妊娠中絶の結果であるから、生きて生まれた「胎児」は新生児になってはならない。よって、中絶の結果生きて生まれた「胎児」は、国際疾病分類の定義による「出生」を経ることなしに死亡した死産児とみなされることになる。日本では、こうした一連の過程について医学的・倫理的立場を明確にしないまま、今日まで妊娠の中・後期中絶が実施されている。したがって、妊娠二二週以降に胎児の状態を理由として母胎内で生きている胎児を中絶することはもとより、中絶後の胎児の生から死への移行過程について十分な資料に欠けている。このことから、日本における中・後期中絶の倫理的問題が必然的に浮彫りにされにくくなっている。

第三節　フランスにおける人工妊娠中絶――犯罪化および合法化の歴史

フランスのＩＭＧすなわち医学的人工妊娠中絶を論じるにあたり、同国での中絶の二つの区分、すなわちＩＶＧとＩＭＧのそれぞれの違いと歴史を把握しておかなければならない。これらについては上村（1988）に詳しい。以下では、上村（1988）論文の枠組みを参照したうえで、フランスの人工妊娠中絶およびその歴史についてあらたな検討を加え論じていく。

中絶（avortement）は、古代より、各国および各地域に土着したさまざまな仕方で流産の形態をとって行われてきた※10（中 1974; van de Walle 1998; Morel 2002）。いわゆる「闇中絶」という概念は、中絶が犯罪化された後に現れたに過ぎない（上村 1988; 金川 2000）。中絶が母親への傷害や父親の「所有」に対する侵害としてではなく、胎児の殺害として独立した犯罪へと位置付けられるのは、キリスト教徒の正典（canones）を定める四世紀の教会法（カノン法）以来のことである（中 1974; ヨンパルト 1994）。他方、教会法は中絶を厳しく取り締まったが、母体救命の場合の中絶は犯罪とはしなかった（Brown and Khaled 2002＝2003）。

アンリⅡ世の勅令

フランスでは、一五五六年、国王アンリⅡ世の勅令によって、妊娠および出産の隠蔽、すなわち中絶と子殺しを禁止した。その一部を引用すると以下のとおりである。

（……）その妊娠と出産の一方あるいは両方を申告することなく隠蔽したもしくは隠蔽されたことが確かであり、その母胎から産み出されたときに子が生きていたか死んでいたかについて十分な証言がとられ、後に、洗礼の神聖な秘跡も習慣である公共の埋葬もされなかった子どもが発見され、（そのために）正式に逮捕されたすべての女性（……）は、自分の子どもを殺害したものとみなされ、償いのために死刑および極刑に処される（……）。（Édit du roi Henri II du mois février 1556）[※11]

同勅令では、罪状を確定するためには、妊娠もしくは出産の隠蔽の事実、子の生死への証言、および子どもの死体という三つの証拠の必要性が挙げられている。しかし、これらが揃うことはまれであった（van de Walle 1998）。

一八一〇年刑法典第三一七条

フランスで、中絶が法律で明示され近代的な意味をもつようになるのは、十九世紀に入ってからである（シービンガー 2008: 見崎 2009）。一八一〇年の旧刑法典では、第三一七条として以下を定め、中絶は「堕胎罪」へと位置づけられた。

> 食物、飲物、薬物、暴力、あるいはその他の手段によって、妊娠している女性に中絶を行う者は誰でも、その女性の同意の有無に関わらず、禁固重労働の刑に処する。
>
> みずからに中絶をもたらした女性、あるいはこの作用のために指示ないし処方された方法を用

いることに同意した女性で中絶を実際に実行した場合には、同等の刑を宣告される。
　これらの方法を指示もしくは処方した医師、外科医およびその他の保健担当官は、実際に中絶が行われた場合には、強制労働有期刑に処する。(Code Pénal de 1810: Article 317)

　この旧刑法典第三一七条によって、フランスの中絶は、宗教道徳の問題から近代国家の犯罪および社会問題へと移し替えられた(見崎 2009)。中絶は「重罪」とされ、それを行った者も受けた者も重罪院で裁かれることになった。しかし、同典では、子殺しの場合には死刑を規定(第三〇二条)しているのに対し、中絶の場合には禁固刑を規定し、結果的にはアンリⅡ世の勅令による極刑よりも制裁は緩和された。第二章でも述べたが、一九世紀まで、実際には子殺しへの刑罰が減刑もしくは減軽されたように、中絶に対しても、陪審員の寛容な態度によって刑の執行は抑えられてきた。というのも、旧刑法第三一七条が「妊娠している女性」と規定している以上、検察官は当該女性の妊娠の事実を立証しなければならず、これが極めて困難であったことによる(上村 1988)。

二〇世紀における変動

　二〇世紀に入ると中絶をめぐる状況は激変する。[**12] 以下では、その動きを四期に分けて概観する。第一期が一九二〇年のいわゆる避妊宣伝禁止法に関する動きであり、第二期は一九三九年の旧刑法典第三一七条の改正に関するもの、第三期が一九六七年のいわゆる避妊法(ヌーヴィルト法)に関するもの、そして第四期が一九七五年の妊娠中絶法（ヴェイユ法）に関するものである。

まず、第一期の背景には、すでに一八世紀後半より始まっていた「人口減少（dépopulation）」に加え、一九世紀半ばの産業革命に伴い復活した新マルサス主義者による、労働者階級の貧困からの解放運動があった。つまり、多子に起因する貧困を解消することにより、労働者階級の生活改善に資するという運動が繰り広げられた。新マルサス主義運動は、一八九〇年頃より避妊の方法を文書で広く普及させようとしたものであり、労働力および兵力不足の補完として出生数の増加を期待する国家の思惑に反することから、非合法の「地下活動」とみなされた（Pagès 1971; 河合 2010a）。他方、みずからの活動の公益性が国家的に承認されているとして、出産奨励主義者や人口拡大論者は、ネオマルサス主義者を徹底的に批判し排除していくことになる（Pagès 1971; 上村 1988; 見崎 2009; 河合 2010a）。やがて、第一次世界大戦によって人口の損失が決定的になると、国家は国力増強に向け、いよいよ出生率を高める政策をとった。それが一九二〇年七月三一日法、[**13] すなわち「中絶の教唆および避妊の宣伝を処罰する法律」である。また、これに続く一九二三年三月二七日法[**14]は、旧刑法典第三一七条の「重罪」を「軽罪」へと移行することで、国家による中絶に対する処罰のプロセスを容易にした。[**15]

しかし、一九二〇年法は避妊やその方法および避妊具の「プロパガンダ」は禁じたが、避妊法や避妊具を使用し避妊を行うこと自体について制裁することはできなかった。そもそも、避妊はこれまで一度も犯罪化されてこなかった。また、避妊というよりも性病防止を主たる目的として、コンドームがすでに大戦中から販売されていた（上村 1988）。一九二〇年法は人口減少という「国家的危機」を救うために制定され、これに違反する行為はすべて政治犯罪にさえ匹敵するとされた(Pagès 1971)。とはいえ、実際には、同法は社会生活上も政策上もほとんど役に立たず、出生数も増えなければ避妊を取り締まることもできなかった(社団法人エイジング総合研究センター 1977; 相澤 2014)。むしろ、中絶防止のために中絶の教唆を禁止する同法によって、「闇中絶」を誘発するものとなっていた(相澤 2014)。同法は単に、新マルサス主義運動に対する抵抗手段にしかなり得なかったのだ(Ronsin 1980)。

第二期における動きは、第二次世界大戦とヴィシー政権下に展開された、中絶に対する処罰の厳重化である。まず、一九三九年のデクレ・ロワ(行政府の委任立法)[**16]は、旧刑法第三一七条を大幅に改正し、禁固刑と罰金刑をそれぞれ加重したうえに、法の適用範囲を拡大させた。その主要な改正は、法文において「妊娠している女性もしくは妊娠していると想定される女性に中絶を行った者もしくは中絶を試みた者」と改めることで、妊娠の事実の検察官による立証を不要にさせるものであった。なお、このデクレ・ロワは、母体救命という治療的理由による中絶をフランス法上初めて認めたものでもあった。

ヴィシー政権に入るとただちに、一九四二年二月一五日法[**17]によって、中絶は再び「重罪」に戻される。さらに、同法は中絶を「国家に対する犯罪」と位置付け、それを行った者は死刑に処することを規定した。一九四三年、中絶に関し有罪判決を受けた者は四〇〇〇人を超えるなか、中絶を処置したマリー=ルイーズ・ジローだけが「人口抑制の手術」を行ったかどで断頭台に送られたのは、「国民の敵」たちへの見せしめでしかなかった(Szpiner 1986 = 1992; Le Naour et Valenti 2003)。そして、こうした、中絶の取り締まり強化は、ヴィシー体制下に特化したものではなかった。体制からの解放後、中絶への「国家に対する犯罪」と死刑を定めた一九四二年法は廃止されたものの、ヴィシー体制のやり方を引き継いだ警察部隊や医師および司法官が協働することで、中絶施術者の検挙数は一層増えた。中絶への弾圧は、むしろ体制崩壊後に絶頂を迎えることになった（上村 1988; Cohen 2011）。

第三期の動きは、第二次世界大戦後のベビーブームに伴う、中絶および「堕胎罪」適用の増加に対し、避妊合法化を求める運動である。これは中絶反対論者らに対し次のようなアプローチをとるものであった。すなわち、まず避妊の推奨を合法化することによって望まぬ妊娠を避けることができ、結果的に中絶を避けることができる、とするものである（Pagès 1971; 柿本 2007; 河合 2010a）。運動の中心は、一九五三年設立の「幸福なる母性（La Maternité heureuse）[※18]」という団体であり、一九二〇年法の廃止に向け、医師集団や新マルサス主義者の運動と協働しながら影響力を強めていった。「幸福なる母性」の結成の目的は、第一に、家族生活で果たすべき責任と社会生活への参加のディレンマに悩む女性を救うこと、第二に、「闇中絶」とその原因となる望まない妊娠を減少させることであった（河合 2010b）。また、同団体の活動方針は次の二点を基調としており、第一に、女性がみずからの運命を決められるようにすること、第二に、活動の中心が母親であるという事実を強調することであった（相澤 2010）。母親という女性に課された性役割を逆手にとりながら、活動が母性や家族を否定するものではなくむしろ擁護するものであることを示そうとしたのだ（河合 2010a; 相澤 2014）。なお、フランス共産党は、政党として最初に、一九二〇年法および旧刑法第三一七条の廃止を求める提案をしている。

一九六五年になると、大統領選挙を控え、与党も避妊合法化に向けた法案を出した。そして一九六七年、同法案を提出した与党議員の名からヌーヴィルト法と呼ばれる、一九六七年一二月二八日法[**19]が成立する。この法律は、避妊具や避妊薬の使用および販売を解禁するものであった。しかし、同法では、女性が避妊具や避妊薬を入手するさい、医師や薬剤師の処方箋もしくは証明書に伴う煩雑な手続きを要した。さらに、同法は、避妊の「プロパガンダ」に代わって「多産奨励に反対するプロパガンダ」を禁止した。それはすなわち、医師や薬剤師向けの避妊に関する広報および商業広告以外のものはすべて禁止する、というスタンスのものであった（上村 1988）。結局のところ、避妊は解禁されたといっても法と医療の監視下におかれ、一九二〇年法と旧刑法第三一七条も維持されたままであり、避妊の普及は実現し得なかった（Le Naour et Valenti 2003）。

第四期は、一九六七年以降にみるフェミニズムの政治的な勢力拡大であり、この時期には、中絶の自由化を要求するさまざまな団体や協会が結成されていった。[**20]その背景には二つの大きな「事件」があった。一方が、一九七一年にル・ヌーヴェル・オプセルヴァトゥール誌に掲載された、「三四三人の女性のアピール（un appel de 343 femmes）」（*Le Nouvel Observateur*, le 5 avril 1971）であり、中絶経験者たちの実名による告白と中絶の自由の要求であった。[**21]他方は、一九七二年のマリ＝クレール裁判であり、一女性の中絶とそれに関与した女性たちが「堕胎罪」に問われたものである。同裁判は、裁かれるのが人であるより法そのものであるということで非常に大きな注目を集め、中絶自由化を加速させた[22]（Choisir ed. 1973＝1987：樋口 1987）。この時流に乗り、折しも一九七四年に大統領に選出されたジスカールデスタンがまず避妊を支持し（Le Naour et Valenti 2003）、一九六七年のヌーヴィルト法を改正する一九七四年の避妊法[23]がただちに制定された。続いて、保健相に任命されたシモーヌ・ヴェイユが、中絶合法化に向けた法案を提出した。同法案は、女性にみずからの身体の処分権を与えることを目指すものであり、そのことから、議会では与党およびほとんどの閣僚から反対されたばかりでなく、激しい攻撃と非難を受けた（Szpiner 1986＝1992；Venner 1995）。しかし、一九七五年、同相の粘り強い説得が功をなし、「人工妊娠中絶に関する一九七五年一月一七日の法律第75-17号」が成立する。同法は「堕胎罪」に問われない中絶の条件を定め、それに則る中絶に限り認めたものである。結局、「堕胎罪」廃止は、旧刑法典に代わり新刑法典が制定される一九九四年を待つことになった。

二〇世紀において女性が要求してきた中絶合法化の歴史は、端的にはＩＶＧの要求の歴史であった。それは、第一に、望まない妊娠と出産に続き子を育てること、第二に、秘密裡で行うがために劣悪な条件下で中絶を受けること、および第三に、中絶のかどで死刑に処されること、の三重の意味でみずからの生死をかけなければならないことに対する糾弾の闘いであった。この闘いは、ＩＭＧの合法化の動きとは大きく異なるものである。しかし、ヴェイユ法は、ＩＶＧとＩＭＧの二つの中絶を同時に規定している。以下ではＩＭＧの変遷について整理する。それは、中絶における治療的理由についての変遷でもある。

第四節　医学的人工妊娠中絶（ＩＭＧ）の変遷――治療的理由による中絶とは

本書の序章でも言及したように、ヴェイユ法はその第一章‐第一条で、胎児の生命の尊重と女性の自由の尊重という対立を、「人間の尊重」というレトリックで妥協に導いた。そこでいう「人間」とは、胎児とも女性ともとることができる。そのうえで、法に則る場合に限り、「人間」のなかでも女性の自由を認めるとするものである。同法文において、「生命の尊重」という表現を用いておらず、「生命の始まり」も定義していない。こうすることで、抜き差しならぬ中絶の現状に対応すべく、中絶に対する形而上学の次元での問いや回答を回避させたのである。[※24] 実のところ、ヴェイユ法の成立を可能にさせたのは、先にも述べた一九七四年の避妊法改正法に依拠したことによる（上村 1988）。中絶擁護派は、「胎児の生命の尊重を侵害する」（Ferrand-Picard 1982）という、中絶においてどうしても消えない問題を政治的に和解させる唯一の道として、一九七四年の時点でまず避妊を国家に承認させておいたのだ。そして、その承認の事実をもって、中絶はあくまでも避妊に続く二次的な対応策であるということを、中絶反対派への説得に用いていく戦略をとったのである。

　これに対し、ＩＭＧはどのように正当化および合法化されてきたのだろうか。実は、ＩＭＧは、ヴェイユ法上でＩＴＧ（Interruption volontaire de la grossesse platiquée pour motif thérapeutique）、すなわち治療的理由による自発的人工妊娠中絶となっている。後述するように、現在ではＩＴＧをＩＭＧ

と読み替えているのだが、それは治療的理由による中絶が歴史的に先行していたことによる。治療的理由による中絶は、先に述べた一九三九年のデクレ・ロワによって、母体救命の場合に限り以下のように認められていた。

外科的手術か、妊娠中絶を引き起こす可能性のある治療のどちらかを必要とする、重大な危機に直面した母親の生命の保護のとき、主治医あるいは外科医は、（他の）二名の診察医——一方は民事裁判所付の専門家リストに載っている——の検査と審議の後に彼らの見解を得なければならならず、（診察医はそれぞれ、）母親の生命はそのような治療的介入の方法でしか保護することができないことを書面で証明する。協議書の写しの一部は病人（malade）に渡され、他の二部は二名の診察医によってそれぞれ保管される。（Decrét-loi du 29 juillet 1939）[※25]

このデクレ・ロワによれば、胎児と母親の生命において対立が生じるのは母親が生命の危機に瀕するときだけであり、その場合に限り中絶を認め、医師にその権限を与えるとするものである。母体救命の中絶に関する立法外での容認は、すでに一八〇六年に破毀院が、一八五二年に医学アカデミーがそれぞれ公認していた（Nizard 1974）。とりわけ医学アカデミーは、母親を救命するという究極の場合を、「樹が病気のとき、果実は切り取らなければならない」（Morel 2002: 122）として認めた。カトリックの立場は、母体救命のための中絶すら反対であったが、少なくともその中絶を犯罪と認識することはなかった（Brown and Khaled 2002＝2003; Morel 2002）。

これに対し、母体救命のほか、強姦による妊娠の中絶、胎児の健康状態を理由とする中絶も考慮しようとしたのが一九七〇年のペレ法案[*26]である。同案は医師でもある議員によって提出され、治療的理由による中絶の適用範囲を拡大しようとするものであった（Nizard 1974）。とりわけ、同案では、「不治で重大な、身体的あるいは精神的異常に罹患する子どもの出生に至る、胎芽病の存在が認められるとき」（*RaDAR*, le 24 février 1973: le projet Peyret: L.189-1-b: 11）に中絶を認めるかどうかが注目された（Horellou-Lafarge 1982）。争点になったのは、胎児の健康状態を理由に中絶することの是非よりも、同案が想定する疾患の定義付けが医師に課されることについてであった（Horellou-Lafarge 1982）。同案では、当該疾患が明らかな場合は医師が妊婦に中絶を提案することも想定していた（*RaDAR*, le 24 février 1973: le projet Peyret: L.189-1-b: 11）。当時、まだ一般化はしていなかったものの、羊水検査が技術的に可能になっていたことから、胎児染色体に起因する胎児疾患を想定していたことが容易に推測できる。同案について医師会は、当該疾患が明らかであるのにもかかわらず中絶を考慮しないことは「非人道的」であると主張した（Isambert 1980）。同案は、医師会の勢力を背景に議会で一定程度の評価を得たものの、「純粋」な「中絶の権利」を要求するラディカルな動きに押され、結局は立法に至らなかった（Nizard 1974; *Le Nouvel Observateur*, le 27 novembre 2007: Picq 2011）。

ところが、ヴェイユ法は、治療的理由による中絶の位置付けに妥協せざるをえなかった。というのも、合法化された人工妊娠中絶では、その意思決定の主体はあくまでも女性であることを根幹とするのがヴェイユ法の目指すところであったのだが、中絶と医師の関わりを中絶の実施――医療技術の提供――のみに留めることができなかったのである。一九三九年のデクレ・ロワの廃止とともに、治療的理由による中絶自体の廃止はせず、最終的にはＩＶＧと一対となるＩＴＧを同時に制定することになった。その理由は後に説明する。第一節でも明示したが、ヴェイユ法の第L.162-12条は、治療的理由による中絶について以下を規定していることを再度確認しておく。

〈治療的理由による自発的人工妊娠中絶〉

自発的人工妊娠中絶は、二名の医師が、検査と審議の後に、妊娠の継続が女性の健康に深刻な危機をもたらすこと、あるいは生まれてくる子ども（enfant à naître）が診断時に不治と認められる特別に重篤な疾患（affection d'une particurière gravité）に罹患している可能性が強いことを証明した場合、妊娠のすべての時期に実施することができる。

二名の医師の一方は、公立病院もしくは第L.176条の条件を満たす私立病院で活動している必要があり、他方は、破毀院付もしくは控訴院付の専門家リストに登録されている必要がある。

協議書の写しの一部は当人（intéressée）に渡され、他の二部は診察医によってそれぞれ保管される。（Loi n° 75-17 du 17 janvier 1975 relative à l'interruption volontaire de la grossesse, Section II, Art. L.162-12）

ＩＴＧの規定は、明らかに一九三九年のデクレ・ロワの流れを汲むものである。一方、ここで重要であったのは、ＩＴＧを明確にするというよりも、ＩＴＧとＩＶＧを明確に区別にすることであった（中嶋 2007）。立法者は、ＩＶＧに治療的理由による中絶を含めることを意図しなかった。というのも、中絶決定における女性の裁量に医師の裁量が関わることを絶対に避け、ＩＶＧでの医師の役割を、唯一、中絶の施術に留めるのが本来の立法の目的であったためである。[※27] 中絶理由の妥当性の判断によって中絶が許可されることは、意思決定が女性に属していないことを意味する（Picq 2011）。ＩＶＧの立法は、女性に対する干渉を可能な限り排除した「純然たる」（Serverin 1980; Horellou-Lafarge 1982; *Le Nouvel Observateur*, le 27 novembre 2007）ものでなければならなかった。

他方、治療的理由による中絶に関しては、法文に「生まれてくる子ども」と明示することで、これまでは母親が主な対象であったのが母児双方を対象とするものへと移行した。その背景には、一九七一年にフランスにも出現した、超音波画像機器の存在がある。周産期にかかわる医師らはすでに、機器開発や画像分析に情熱を抱いていた（Sureau 2005; Bessis 2007）。その動機は、超音波画像によって「標準をよりよく知る、それは同様に病理や奇形をよりよく理解し、おそらくはそれらをよりよく取り扱い、そしてそれらの影響を和らげるだろう」（Bessis 2007: 23）というものであった。法文のさす胎児の「重篤な疾患」とは画像から想定される奇形と一般に認識されていたが、「重篤な疾患」とは何か、また、そうした胎児の中絶がなぜ正当化されるのかについて、このときも十分に議論されてはいなかった（Membrado 2001; Daffos 2003）。立法者は、ＩＶＧとは対照的に、ＩＴＧについてはその責任を医師に委ねた。後に系統的な出生前診断技術が出現することなど、誰も予期しなかった。

やがて、医療機器と診断技術の進展に伴い、周産期医学が胎児を中心として構築されていく。ＩＴＧでは、母体救命よりも胎児の状態を理由に実施されることが圧倒的に多くなっていった。ＩＴＧの文脈において、そもそも妊娠中断による「治療」とは、胎児を治療して出生させるのではなく、胎児の死をもって母児を「治療」するものであった（Milliez 1999）。つまり、胎児の死は、胎児への「治療」であると同時に、妊娠中断という母親への「治療」とされていた。こうしてＩＴＧは、ヴェイユ法におけるその規定と名称を存続させていった。しかし、「治療」と呼ぶことの違和感をカモフラージュするかのように、二〇〇一年の中絶と避妊に関する法律[**28]によって、ヴェイユ法のＩＴＧにおける「治療的」の用語が「医学的」へと置き換えられることになった。同時に、ＩＴＧは、ＩＭＧすなわち医学的人工妊娠中絶と読み替えられることになった。とはいえ、あくまでもＩＴＧの呼称の変化に留まるものであり、母体もしくは胎児の状態を理由として期限制限なく中絶するという概念そのものは変わっていないのである（Ville 2011）。

序章で述べたように、胎児は「潜在的人」あるいは「患者」であると公的に明言されていても、胎児の状態を理由として期限を設定せずに中絶すること自体を倫理的問題として取り上げることは、今日までほとんど行われなかった。したがって、妊娠の中・後期に母胎外で生きる可能性のある胎児を中絶することの問題について正面から取り上げることも回避されてきたようにみえる。

フランスにおける、胎児の状態を理由とし、かつ妊娠の中・後期に行うＩＭＧについての医学的な議論は、おもに次のようなものである。第一に、母胎内の胎児については、中絶が与える痛みを少なくするための医療技術的な問題に関心が高い。第二に、中絶後の胎児については、解剖病理学研究や超音波検査画像の解析に最も重点が置かれている（Dommergues et al. 2003）。第三に、妊婦については、効果的な麻酔と中絶過程全般の効率性が重視されており（Toubas 2002）、出産するはずであった子どもを中絶することに先立つ、妊婦やカップルへの心理面の配慮が強調されている（Gaudet et al. 2008）。そして、中・後期中絶が妊婦にとってハイリスクであること、および母胎外で生存する可能性の基準に該当する胎児は本来なら蘇生のために医療チームが集結するべきであることを認識した上での、ＩＭＧのコンセンサスとは、子どもとして出生することによって母児がもつであろう「不公平」を前もって防ぐ、というものである（Guibet-Lafaye 2009）。「不公平」とは、すなわち、ハンディキャップをもって生まれること、ハンディキャップをもって生まれた子どもを育てることとされている。こうした認識のもと、ＩＭＧはいかように決定されていくのだろうか。

第五節　医学的人工妊娠中絶（ＩＭＧ）における胎児の適応と審議

以下では論点を明確にするために、ＩＭＧのなかでも、出生前診断によって生きている胎児の状態が診断された後にＩＭＧの必要性が検討される場合を扱う。したがって、母体救命の場合やすでに胎児が母胎内で死んでいる場合のＩＭＧは除く。

ＩＭＧの決定に至る審議は、妊婦もしくはカップルと、妊娠の診断あるいは胎児の診断をした担当医との間で始まる。それに続き、ＩＭＧの必要性や妥当性については、外部における公的な承認を得なければならない。外部の承認における第一段階では、ＩＭＧの必要性が、ヴェイユ法によって身分を規定された二名の医師の所見書に基づき証明される。なお、担当医自身がその身分を有していれば、身分を規定された他の一名の医師から承認を得る。第二段階では、ＩＭＧの必要性に関する所見書が、認定された専門機関において審議される。専門機関とは、一九九四年の「生命倫理法」によって国内全域に創設された、出生前診断複合専門センター（ＣＰＤＰＮ：Centres Pluridisciplinaires de Diagnostic Prénatal）である。そこで、十数名からなる医療チームによる合議を経たのち、最終的にチームメンバーの二人の医師によって当該の所見書が承認される。なお、妊婦は、リストから自分で選んだチームメンバーと面談をしたうえで、審議にかかわる医師の候補者を一定数指定することができる。なによりも、ＩＭＧは「患者（patiente）」によって申請され（demandée）なければならない（Dommergues et al 2003）。「患者」とは、言うまでもなく、胎児ではなく妊婦である。

胎児の診断において、先述した「診断時に不治と認められる特別に重篤な疾患」についての具体的な規定はない。しかし、基本的に公費負担である妊婦健診には超音波検査のほか、胎児検診として母体血清マーカー検査および羊水穿刺検査が組み込まれている。なかでも二一トリソミーの検診は、国家プログラムとしてすべての妊婦に提案される（Nisand 2002）。まず、妊婦は妊娠の診断を受けてま

表2-1　2012年において承認されたIMGの内容と妊娠期間による分類（胎児の障害等を理由としたもの）

	<=14SA		15SA-21SA		22SA-27SA		28SA-31SA		>=32SA		全体における割合	
承認内容（適応別）	N	%	N	%	N	%	N	%	N	%	N	%
胎児の染色体情報	1095	37.8	1254	43.3	354	12.2	95	3.3	101	3.5	2899	40.6
胎児の遺伝情報	180	42.3	124	29.1	48	11.3	28	6.6	46	10.8	426	6.0
胎児の感染症	2	2.9	10	14.5	27	39.1	6	8.7	24	34.8	69	1.0
胎児の奇形or奇形に類する症候群	745	23.1	749	23.2	1112	34.5	291	9.0	326	10.1	3223	45.2
胎児のその他の状況	51	9.9	256	49.5	162	31.3	29	5.6	19	3.7	517	7.2
合計	2073		2393		1703		449		516		7134	
承認内容毎の割合	29.1%		33.5%		23.9%		6.3%		7.2%		100.0%	

Agence de la biomédecine（生物医学庁）による2013年のデータ、“Centres pluridisciplinaires de diagnostic prénatal 2012”をもとに作成。

表2-2　IMGの承認件数および承認内容内訳の年間推移（胎児の障害等を理由としたもの）

	2008		2009		2010		2011		2012	
承認内容（適応別）	N	%	N	%	N	%	N	%	N	%
胎児の染色体情報	2706	40.3	2738	40.5	2748	39.5	2807	40.1	2899	40.6
胎児の遺伝情報	447	6.7	377	5.6	442	6.4	471	6.7	426	6.0
胎児の感染症	67	1.0	95	1.4	60	0.9	49	0.7	69	1.0
胎児の奇形or奇形に類する症候群	2991	44.5	3013	44.5	3145	45.3	3112	44.5	3223	45.2
胎児のその他の状況	506	7.5	545	8.1	554	8.0	555	7.9	517	7.2
合計	6717	100%	6768	100%	6949	100%	6994	100%	7134	100%

Agence de la biomédecine（生物医学庁）による2013年のデータ、“Centres pluridisciplinaires de diagnostic prénatal 2012”をもとに作成。

もなく、妊娠初期（妊娠一四週以前）の超音波検査によって視覚的に胎児の状態を知る。ここでは、胎児の染色体異常や神経管閉鎖不全症などの罹患確率を調べる検査が用意されている。妊婦の希望に応じて、それらの罹患の有無を確定する検査も準備される。確定検査すなわち羊水検査等の結果が分かるのは、妊娠中期（妊娠一五週以降二六週以前）になってからである。なお、染色体異常等が陰性であった場合、あるいは染色体検査等を始めから受けなかった場合でも、妊娠後期（妊娠二六週以降四一週以前）に超音波画像上で胎児の奇形等が指摘されることがある。どの時期においても、胎児の検査結果が確定し、妊婦が中絶を希望すれば、担当医から外部の二名の医師へＩＭＧの対象として適切であるかについての診断が要請される。

奇形および染色体異常を発見された胎児は、付随する諸疾患の重症度とともにその予後が検討される。ＩＭＧの必要性をめぐる所見書が、専門機関の医療チームにおいて審議されるのはこのためである。医療チームでは、「胎児が病理学的に重度の奇形症候群を示す場合は、経験的に死亡にいたるか非常に重度なハンディキャップを負う」(Guibet-Lafaye 2009: 2) とされる。また、胎児が「致死性の異常や深刻な染色体異常の場合、決議は容易である」(Body et al. 2001: 349)。当然、胎児の何をもってどんな状況を致死と予測するのか、あるいは、致死ではないが重篤な疾患をもつ胎児の予後をいかように判断するのかについては、極めて慎重な審議過程を経るはずである。しかし、審議の後、専門機関から依頼元の医療機関と妊婦宛に届けられる結果報告書には、審議の結果とＩＭＧの可否が記されるにとどまり、審議の内容の詳細は開示されない。

二〇一三年の生物医学庁の報告よれば、二〇一二年に、フランス全国のＣＰＤＰＮにおいて三万七〇五〇件におよぶＩＭＧの審議が行われ、そのうち、七一三四件が胎児の障害等を理由とするＩＭＧとして承認されている[※29] (Agence de la biomédecine 2013a)。この七一三四件のＩＭＧのうち、妊娠期間別に分類 (表２‐１参照) すると、妊娠一五週から二一週 (15SA–21SA) までが最多の三三・五％であり、妊娠初期から妊娠二七週 (27SA) までを合わせると八六・五％を占める。なお、

表2-3　2007年におけるIMGの承認内容

承認内容	件数	%
胎児の染色体異常	2546	38.3
胎児の遺伝子異常	444	6.7
胎児の感染症	72	1.1
胎児の奇形もしくは奇形に類する症候群	2789	42.0
胎児のその他の状況による必要性	621	9.3
母体の状況による必要性	170	2.6
情報なし（Non renseigné）	0	0
合計	6642	100

全国の出生前診断複合専門センター（CPDRN）において承認されたIMGの所見書に基づく。Agence de la biomédecine, 2008, ***Rapport annuel*** 2008.（生物医学庁による2008年の年間報告書）をもとに作成。

妊娠三二週（32SA）以降にも七・二％、妊娠一四週以前では二九・一％になっている。また、二〇〇八年から二〇一二年の五年間で承認されたＩＭＧの内訳（表2-2参照）を見ると、各年とも、そのおよそ八割強を胎児の「染色体異常」と「奇形」が占めている（Agence de la biomédecine 2013b）。

少し遡り二〇〇八年の同庁の報告（表2-3参照）では、二〇〇七年に六六四二件のＩＭＧが承認されており、その内訳のおよそ八割が胎児の「染色体異常」と「奇形」を理由としている（Agence de la biomédecine 2008）。さらに、ＩＭＧに関するおよそ十年前のデータとして、全国のＣＰＤＰＮによる調査内容をパリ市の出生前診断・胎児医学センターがウェブ上で開示しているものが詳しい（表2-4のⅠ、Ⅱ、Ⅲ参照）[**30]。それによると、二〇〇四年のＩＭＧの国内件数は五九八九件であり、その九割強が胎児側の状況を理由としたもので、その内訳の八割強を「染色体異常」と「奇形」が占めている。これらは公的機関による比

表2-4　2004年のIMGの承認に関する出生前診断複合専門センター（CPDRN）の全国調査

IMG総数；5989件

Ⅰ　IMGの理由

	%
母側の状況によるもの	1.7
胎児側の状況によるもの	98.3
染色体異常	45.5
エコグラフィー上の奇形（染色体異常なし）	39.5
遺伝子疾患	3.8
識別可能な症候群	2.9
先天的感染	4.4
双胎病理	1.3
生活環境病理（薬物、アルコールなどの影響）	0.8

Ⅱ　「染色体異常」のタイプ

	%
21トリソミー	54.3
21トリソミー転座型	2.0
18トリソミー	11.3
13トリソミー	4.5
その他のトリソミー	2.3
ターナー症候群（45X）	9.3
クラインフェルター症候群（47XXY）	2.9
性染色体に関するその他の異常	2.5
三倍体	2.5
その他	8.4

Ⅲ　「奇形」および「エコグラフィー下の異常」の詳細

	%
神経系統の奇形	29.8
心臓および大血管の奇形	18.7
泌尿系統の奇形	10.1
筋肉、骨、四肢の奇形	10.0
肺葉の水腫、浮腫、腫瘍	9.1
腹部および腹壁の奇形	7.6
顔面の奇形	5.1
生殖器の奇形および性別不明瞭	0.6
極度の発育遅延	3.8
17週以前に発見された異常	3.8
その他	1.4

パリ市の出生前診断・胎児医学センター（Centre de diagnostic prénatal et de médecine fœtal, Paris）による報告、“Les indications des interruptions de la grossesse（IMG）”「IMGの所見書」に基づく。

表2-4のⅠ、Ⅱ、Ⅲともに、同報告のデータをもとに作成。（www.diagnostic-prenatal.fr/indicimg.htm）

較的大規模な調査であるが、ＩＭＧの対象となった胎児については、おもに疾患名のみで統計分類されており、具体的な状況は調査結果では示されていない。胎児が致死性の病理もしくは疾患をどの程度もっていたのか、そもそも、果たしてそれは致死性であったのかすら明らかではない[※31]。なお、胎児の状態を理由とするＩＭＧについて、すべての申請が認められるわけではない。医師の経験上では、四肢の異常（関連疾患のない単独のもの）、手術可能な病理学的異常（口唇裂・臍帯ヘルニア・腹壁破裂）、性別不明瞭、遅発性軟骨形成不全症と診断される胎児の場合のＩＭＧは承認されにくいという（Daffos 2002）。しかし、こうした胎児に対しても、先のＣＰＤＰＮの全国調査データ（表2－4のⅠ、Ⅱ、Ⅲ参照）によればＩＭＧが承認されている。

すでに述べたように、ＩＭＧの対象となりうる疾患名は、ガイドラインや法律で規定されてはいない。そのため、医師は、当該胎児がＩＭＧの対象として適切であるかどうかについて柔軟に判断することができる（Milliez 1999）。このように、フランスでは、ＩＭＧの適否がひとりの指定医師の判断によって決定される日本とは異なり、専門機関の複数の専門医によって胎児の致死性や予後の重篤さが判断され、合議の上で決定される。ＩＭＧの対象となる胎児は、いわば流動的ともいえる医学的基準で慎重に判断されることになっている。しかし、いったんＩＭＧが決定されると、とりわけ妊娠二二週以降の胎児の場合は、その生命を死に導くプロセスはほぼ揺るがない。このことについて、以下、ＩＭＧにおける医療技術に焦点をあて母児双方から検討する。

第六節　「死産」の技法――「胎児安楽死」と「胎児殺し」

フランスの妊娠中期は一五週以降から始まる。妊娠一五週を過ぎると、胎児は大人の握り拳ほどの大きさとなり骨も形成されている。よって、中絶における妊婦のリスクすなわち感染症や大量出血を避けるためには、粉砕吸引の処置ではなく、分娩の過程をたどるのが最も安全とされている。ＩＭＧでは「妊婦の次の妊娠に備え、その子宮の生理学を尊重しなければならない」（Dommergues et al. 2003: 386）からだ。陣痛を誘発するために、医師によって妊婦への薬物投与や産科的処置が準備される。なお、妊婦にはあらかじめ硬膜外麻酔（半身麻酔）が施されるが、陣痛や胎児娩出に伴う痛みがまったくなくなるわけではない。したがって、妊婦の痛みを和らげるため、また、胎児娩出の介助をするため、助産婦の立ち会いのもとにＩＭＧは遂行される（Toubas 2002; Gaudet et al. 2008）。

しかし、ＩＭＧが通常の分娩と異なるのは、子どもが生きて生まれかつ生存することを誰も望まないという点である。妊娠二二週を過ぎた場合、通常の分娩では、母胎内の多くの胎児は母胎外で生命の徴候を示す可能性がある。それは、この時期の中絶でも同様である。生命の徴候を示して生まれた母胎外の「胎児」は新生児である。ところが、中絶であるから、母胎外の「胎児」は新生児となってはならないし、その生命は絶たれなければならない。そのために、かつて「胎児安楽死（euthanasie fœtal）」と呼ばれる、排出直後の「胎児」を蘇生しないことによってその死を待つ方法がとられていた（Milliez 1999: 77）。この方法は、母胎外の「胎児」に直接的に手をかけるものではなかったが、妊婦やカップル、医療チームに非常に辛い問題を提起した。それは、「子どもが生きて生まれることを見るリスク」（Milliez 1999: 77）である。生命の徴候を示し生物学的に出生している新生児を、中絶であるために「胎児」とみなして「胎児安楽死」へ位置づけることは、「新生児安楽死（euthanasie néonatal）」を行っている事実を隠匿するからである。このリスクを避けうるのが、産み出された後、死に向けてただ放置するのではなく、娩出児をあくまでも「胎児」とみなしたうえで積極的にその生命を絶つ医療行為の実践である。それは「胎児殺し（fœticide）」という医療技術を用いるものである。具体的には、娩出直後の「胎児」が呼吸運動を開始する前に、母児間で繋がっている臍帯をただちに器具で遮断し、「胎児」側の臍帯から薬剤を注入して「胎児」の心停止を図る方法である（Meunier 2002）。つまり、生きて産み出された新生児の象徴である産声が挙がる前までを「胎児」とみなして、母胎から独立した血液循環機能をすみやかに停止させるのである。[32]

こうした「胎児殺し」の対象は、産科医療技術の進展に伴い、母胎外の「胎児」から母胎内の胎児へと移行していくことになる（Mahieu-Caputo et al. 2002）。「子どもが生きて生まれることを見るリスク」を完全になくすためである。その背景には、一九七〇年代からの超音波検査機器の開発と検査技術の向上、一九八〇年代からのいわゆる国家倫理諮問委員会創設の動きがある。現在、「胎児殺し」の技術は、胎児が新生児として生きて生まれないようあらかじめ胎内で死亡させておく方法へと変化している。[33] その方法とは次の通りである。超音波画像下で妊婦に腹壁穿刺を行い、母胎内の胎児の臍帯静脈あるいは直接に心臓めがけて、致死量の鎮痛剤、麻酔剤および塩化カリウムの混合液を注入することによって、胎児の心停止を図るのである（Toubas 2002; Dommergues et al. 2003; Dumez et Benachi 2004）。薬液注入からおよそ五分で胎児は死亡し（Dumez et Benachi 2004）、妊婦側では胎動の感覚の停止、医師側では胎児心拍動の画像の停止をもって「胎児殺し」の処置は完了する（Milliez 1999）。これに続いて、今度はいわゆる誘発分娩、ここではすなわち人工死産に向けた準備が長時間にわたって進められていく。これら一連の医療技術は、妊娠の中・後期のＩＭＧにおいて、もはや必要不可欠なものとして位置づけられている。[**34]

現在まで、「胎児安楽死」や「胎児殺し」の医療技術は、特別な規定もなく、ヴェイユ法の解釈の範疇内で用いられている。「胎児殺し」の技術を用いＩＭＧを行うことは、母胎内で生きている胎児を胎内で確実に「死産」にして娩出させる「死産」の技法といえる。

ところで、ＩＭＧはそもそも中絶なのだから、母胎の内外を問わず、医師が胎児の生命をいかようにして止めようとも殺人にはならない。にもかかわらず、ＩＭＧにおいて、生きて娩出された中絶胎児を殺すことを避け、あえて胎内で生命を絶つことはいかなる意味を持つのか。それは、出生概念の軸がぶれることを厳格に防ぐことにほかならない。実際、妊娠二二週以降に、中絶によって生命の徴候を示して娩出された中絶胎児と、分娩によって生命の徴候を示して生まれた新生児は、生物学的な出生の事実においてなんら差異はない。よって、母胎外で生命の徴候を示す「胎児」を死に至らしめることは、母胎外の新生児を死に至らしめることと同じになる。娩出後の「胎児殺し」の正当化は、生きて生まれた中絶胎児の出生が、新生児の出生そのものであることを隠匿することなしには成り立たない。フランスはここに倫理的配慮の重点を置いたと考えられる。中・後期中絶において、生物学的な出生の事実を不問とすることの回避、換言すれば、胎外の新生児を「胎児」であると強弁することの回避こそが、「死産」の技法の変遷と確立をもたらしたといえる。

第七節　小括

フランスには法律の裏付けのもと、複数の専門医の合議を経て、障害等の胎児の状態を理由とする中絶を決定する仕組みがある。したがって、その帰結としての生きて生まれる「胎児」への対処についても、専門医集団の責任のもとにおかれる。日本もフランスも、人工妊娠中絶に法的な規制がありながらも、最終的には医師の裁量によって実施されることに変わりはない。しかし、フランスが日本と根本的に異なっているのは次の二点である。

第一に、妊娠二二週以降の中・後期中絶において、胎児の生から死への移行過程に曖昧さを残さない点である。母胎内の胎児は、胎内で決定的に確実に死んでから母胎外へ娩出される。つまり、生きていた胎児は間違いなく「死産」となり、「出生」しない。第二に、「不治で重篤な疾患」をもつ胎児がIMGつまり医学的人工妊娠中絶の対象であるか否かが、段階的に複数の専門医によって合議されるという点である。胎児が中絶の対象であるか否かについて、日本の場合は指定医師一名の判断に依拠する。胎児が二二週未満であるか否かはもとより、胎児が子宮内で死亡しているか否かの判定がひとりの医師に任される。言い換えれば、日本では、ひとりの医師によって、二二週以降を二二週未満とみなすことや、子宮内で生きている胎児の人工中絶を「子宮内胎児死亡」として扱うことさえ可能であるということである。これに対し、フランスの場合、胎児が中絶の対象であるか否かについては合議が不可欠である。つまり、一医師の裁量にすべてが委ねられることはない。このことは、中・後期中絶について、専門医集団でのコンセンサスを形成すると同時に医師の責任を分散することに深くかかわってもいる。

こうして、フランスでは、「死ぬべき」胎児は明確に死んでいく。フランスの医療において、中絶胎児に関する、娩出後の「胎児安楽死」から母胎内での「胎児殺し」への移行は、死すべき胎児への対処を徹底することを意味していた。生きながら母胎外に産み出される「胎児」が目前で死んでいくというその事実を受け止め、胎外で生きている「胎児」を目前で死なせること——傍観するにせよ、放置するにせよ、あるいは手をかけるにせよ——を回避するための処置を、フランスの医療は標準的な方策として採用したのである。

通常、妊娠のかなり早い時期に生まれてしまう胎児、すなわち流・早産児は、非常に未熟で小さいために分娩の途中で死亡する。これに対してＩＭＧでは、「胎児安楽死」や「胎児殺し」を正当化する、胎児の「不治で重篤な疾患」に加えて、陣痛誘発のため出産の生理をまったく尊重しない非常に強力な薬理効果によって、「胎児」は瀕死の状態で娩出されることになる。蘇生行為の差し控えは、多くの場合、娩出後数分以内で「胎児」を死に至らしめる（Milliez 1999）。母胎外へ娩出された「胎児」は急激に体温が下がり、呼吸運動や筋肉の運動が途切れながらじわじわと死の過程をたどり、やがて心臓の拍動が止まる。ところが、ＩＭＧのさい、「胎児」の蘇生を控えるだけでは死に至らない場合がある。Milliez（1999）は、その代表的な例に妊娠七ヶ月のダウン症の中絶胎児を挙げている。トリソミーのリスク、すなわち未熟状態のリスクと仮死状態のリスクを合わせもちながら、「胎児」は「未熟児」で生きて生まれる。小児科医は、挙児をはかる通常の分娩であればその生命を呼び戻す使命をもつところを、ＩＭＧすなわち医学的人工妊娠中絶であるから、その生命を中断する行為を行わなければならない。そのために、医師が責任をもって、あらかじめ母胎内の胎児に手をかけておく「死産」の技法が確立したのである。

ＩＭＧにおいて、前もって母胎内で胎児を死亡させておかなければ生きて生まれる「胎児」とは、積極的にその生命を中断させる措置を要するほど、生命力のある「胎児」である。このような生命力のある「胎児」が、ＩＭＧの対象となっていることにこそ、問題を見出すべきではないのか。医療者の合議を経て判定される胎児の予後は、あくまでも胎児の疾患名から導き出された予後の予測と専門医集団の医学的経験に依拠している。しかし、現在の新生児医療、胎児医療の発展は、胎児の予後についての認識も変化させているはずである。

ＩＭＧのさいに「胎児」が生きて生まれることを避けるために、医療に「胎児安楽死」や「胎児殺し」の技術が導入され、ヴェイユ法の解釈によってこれらは法的に正当化された。医療技術は、「胎児」の生物学的な出生と法的な出生との整合性を図り、生物学的な出生の事実を隠匿することの回避も可能にした。しかし、IMG、すなわち「医学的人工妊娠中絶」の名のもとで、生まれれば生きられるかもしれない胎児を医学的に殺害している事実をまず直視する必要がある。生きて生まれる「胎児」の安楽死問題は、出生前診断を含む周産期医療全体のあり方を、新生児医療、胎児医療の発達をふまえて、根本的に見直すことを迫っている。

今日、ヴェイユ法の立法過程におけるIMGへの妥協と、医療技術の進展とが相まって、「純然たる」IVGという概念は存在しがたくなっている（山本 2007）。つまり、妊娠早期の女性に対する、医師というよりも医療技術の介入が、IVGとIMGの区別を曖昧にしていく可能性がある。他方、IMGにおける「死産」の技法は、かつて親が行えば犯罪とされた子殺しが、現代では合法かつ医療化された子殺しへと位置付けられているといえるだろう。[※35] つまり、子殺しは、医師によって「医学的」に行われる限り犯罪とされなくなっただけである。そして、子を持とうとする親たちは、みずからの妊娠および出産を医療によって管理されたがるようになったのだといえる。

フランスと日本の中絶、なかでも中・後期中絶の対比から共通していえることがいくつかある。第一に、法や医療における中絶の手続きおよび実施の可視化――一定程度ではあれ――の如何を問わず、「死ぬべき」存在とみなされた胎児は確実に死んでいく。第二に、そこでは、「死ぬべき」存在がなぜ「死ぬべき」なのか、あるいは、「死ぬべき」存在は生まれてもいずれ死ぬというのであればなぜ死にゆき急がせる必要があるのか、このことについて不問のままである。第三に、中・後期中絶における女性の身体の侵襲性については、ほとんど取るに足りないものとみなされていることである。これらから読み取るべき倫理的問題を、生きていた胎児の死後の取り扱いという切り口から浮き彫りにしたい。第三章では、死産児の死体そのものの処遇の仕方について論じていく。

註　第二章

※1　中絶における「選択的」という概念の用法は、英仏では異なる。フランスの中絶は、あくまでも英米式の優生的な選択的中絶の概念をもたないことになっている。フランスの中絶で「選択的」な意味をもつのは、一般的に、双胎妊娠における一方の病理学的に不治な胎児を「選択」して中絶する場合である（Goussot-Souchet et al. 2008）。つまり、胎内の複数の胎児からある胎児を選んで中絶し、残された胎児の妊娠は継続する。この場合を医学界に限り、ＩＳＧ（Interruption sélective de grossesse）すなわち選択的人工妊娠中絶と呼ぶ。特別な法律もなくヴェイユ法の枠組みにおいて実施されている。なお、医療技術としては多胎妊娠でのいわゆる減胎手術とほぼ同じ原理であるが、妊娠末期まで行われている。また、欧州ではフランスをはじめ英国、ドイツ、オーストリア、ベルギー、オランダ、イタリア、ルクセンブルク、ポルトガルおよびスイスを除き、妊娠二二週から二六週以降に、母体救命ではなく胎児の状態を理由として中絶することは禁止さ

れている（Gallot et al. 2002）。この時期は、一九七七年にWHOが定義した「生存可能性（viabilité）」、すなわち胎児が新生児として母胎外で生存する可能性があるとみなされる時期だからである。なお、ヴェイユ法は、中絶に関し「生存可能性」との関係を一切規定しない。

**2 旧優生保護法の指す、胎児が母胎外で生存できないとみなされる時期は、厚生事務次官通知によって明示されてきた。その時期は、一九五三年から一九七五年までは妊娠二八週未満、一九七六年から一九九〇年までは妊娠二四週未満、一九九一年以降は妊娠二二週未満へと短縮されていった。

**3 日本の産科学では、最終月経の初日から起算して妊娠一六週以降二七週までを妊娠中期、妊娠二十八週以降を妊娠後期としている。

**4 一九九一年以降の日本で、妊娠二八週五日における、母胎内で生きている胎児の後期中絶の事実を明示した貴重な文献である。

**5 分娩予定日を前後する頃に行われる、陣痛促進剤によって陣痛を誘発するいわゆる誘発分娩——挙児のための——は、その危険性がすでに多く指摘されてきた（陣痛促進剤による被害を考える会編 1995）。誘発分娩では、ショック、子宮破裂、弛緩出血、羊水塞栓、および肺塞栓などを引き起こし、母体生命を失う危険性と紙一重である（金山 2003; 天野 2008）。そのうえ、妊娠中期に中絶を目的として誘発分娩を行うことは、技術的にも困難が増す。というのも、妊娠の中期は妊娠期間中で最も子宮が安定した時期であり、子宮筋および子宮頸管への人工的な刺激や薬剤に対する感受性が低いためである（萬代ほか 1979)。胎盤の完成に伴い、胎児が子宮内に安定していくのもこの頃である。なお、分娩予定日頃に行われる一般的な誘発分娩では、分娩進行の状態を内診によって評価するビショップスコア（Bishop score）が少なくとも七点以上（一三点満点中）あることを確認してから開始することが望ましいとされている（天野 2008)。つまり、誘発分娩においては、あらかじめ、一定程度の分娩が生理的に進行している必要がある。また、誘発分娩について「産婦人科診療ガイドライン——産科編二〇一四」によると、「子宮頸管熟化不良例では、分娩誘発が不成功になりやすい」ため、「頸管熟化は非常に不良」な場合には子宮収縮薬は原則用いないとしている（日本産科婦人科学会 2014: 252-253)。そのうえで、ある種の子宮収縮剤は「頸管熟化作用」があるため、頸管熟化不良例に対する使用が考慮されるとし、頸管熟化の判断はビショップスコアに基づき医師各人に委ねられるとする。しかし他方では、「器械的頸管熟化によって、誘発成功率が上昇するかは明らかではない」（日本産科婦人科学会 2014: 253）と明示している。

※6　経膣的にネラトン氏ゴムカテーテルを用い、子宮壁と卵膜の間（羊膜腔）に生理食塩水を注入することによる妊娠五ヶ月以降に行った中絶である。

※7　経腹的に羊膜腔内に注射によって生理食塩水を注入するアブレル氏人工妊娠中絶法を用い、母体疾患を理由として妊娠七ヶ月に行った中絶である。

※8　中絶後の胎児に関するものとして、久野ほか（2003）の報告によれば、厚生労働省の死産定

義に基づき検討した妊娠一二週以降二二週未満の九一体の流産児のうち、五体の自然流産（児）と三体の人工流産（児）において、娩出時に「生の徴候」を確認している。そのさい、あくまでも一医師の裁量ではあるが、死産ではなく早期新生児死亡として、出生証明書と死亡診断書が交付されている。また、生きて生まれた中絶胎児について、その心拍が止まるまでのおよそ三〇分間を複雑な思いで静観したという助産師の記述がある（高木・小林 2010）。

＊＊9　出生については、人の始期に関するおもな次の学説がある。独立生存可能性説、出産開始説、一部露出説、全部露出説、独立呼吸説、出生説（社会的評価説）。

＊＊10　有史以来、妊婦自身、あるいは妊婦の事情を汲む他者が妊婦の腹部を殴打することによる流産（中 1974）のほか、薬草の貼用や内服、野菜や香草の摂取（Morel 2002）による流産が企図されてきた。一九世紀には、流産誘発のために編み針やヘアピン、フックが子宮内へ挿入された。二〇世紀に入ると、専用の器具としてゾンデや検鏡、カニューレが自由に販売され、子宮内へ石けん水や湯が注入された（Morel 2002）。

＊＊11　国王アンリⅡ世の勅令は、一五八六年および一七〇六年に、勅令自体は不変のままその公布の仕方に改正が加えられた。例えば、一七〇六年に国王ルイXⅣ世が行った「改革」は、司祭によって三ヶ月毎に祭壇から、アンリⅡ世の勅令が説かれることであった（Louis XIV 1708）。

＊＊12　鈴木（2008）によると、欧州各国の中絶合法化の流れは次の通りである。一九三五年にアイスランド、一九三八年にスウェーデン、一九三九年にデンマーク、一九四二年にスイス、

一九五〇年にフィンランドが合法化される。戦後は、一九五六年にポーランドおよびハンガリー、一九五七年にルーマニアおよびチェコ、一九六三年にイギリス、一九七二年に旧東ドイツ、一九七六年にイタリア、一九八五年にスペイン、一九九〇年にベルギーが合法化された。

※13「中絶の教唆および避妊の宣伝を処罰する一九二〇年七月三一日の法律（Loi du 31 juillet 1920 reprimant la provocation à l'avortement et à la propaganda anticonceptionnelle)」。

※14「中絶に関する刑法典第三一七条の規定を改正する一九二三年三月二七日の法律（Loi du 27 mars 1923 modifiant les dispositions de l'article 317 du code pénal sur l'avortement)」。

※15 フランスの刑法には重罪、軽罪、および違警罪の区別があり、とりわけ重罪と軽罪は区別される。重罪は一般市民による陪審員から審判される必要があるが、軽罪はその必要がなく司法官の裁きで足りる（中村 2005）。よって、軽罪の裁判は陪審員の寛容の影響を受けることがない。

※16「フランスの家族および出生率に関する一九三九年七月二九日のデクレ・ロワ（Décret-loi du 29 juillet 1939 relatif à la famille à la natalité française)」。これは後の家族法典（Code de la famille）の基盤となった（Nizard 1974）。

※17「中絶の処罰に関する一九四二年二月一五日の法律（Loi du 15 février 1942 relative à la répression de l'avortement」。

※18「幸福なる母性」は、望まぬ妊娠から女性を解放するための社会運動を展開するにあたり、個人の自己管理を想起させる外来語の「birth control」を用いることは避けられた（相澤 2014）。ま

た、この「幸福なる母性」は、一九五六年に「フランス家族計画運動（ＭＦＰＦ：Mouvement Français pour le Planning Familial」へと発展し、現在の「家族計画（Le planning familial）」の前身となった。ＭＦＰＦは、一九六〇年に「国際家族計画連盟（ＩＰＰＦ：International Planned Parenthood Federation）」にも加盟している。

＊＊19 「産児制限に関するおよび保健医療法典第L.648条と第L.649条を廃止する一九六七年一二月二八日の法律第67-1176号（Loi n° 67-1176 du 28 décembre 1967 relative à la régulation des naissances et abrogeant les articles L. 648 et L. 649 du code de la santé publique）」。

＊＊20 中絶の自由化を要求する主要な団体や協会は次のとおりである。一九六八年創設の「全国中絶研究協会（ＡＮＥＡ：Association Nationale pour l'Étude de l'Avortement）」および「女性解放運動Mouvement pour la Liberation de la Femme（ＭＬＦ）」、一九七一年創設の「ショワジール（Choisir）」、一九七三年創設の「中絶と避妊の自由への運動（ＭＬＡＣ：Mouvement pour la Liberté de l'Avortement et de la Contraception）」などである。対して、中絶反対の主要な勢力は次の団体である（Turpin 1975）。一九〇五年創設の「カトリック家族協会全国連盟Confédération nationale des associations familiales catholiques」、一九四五年創設の「家族協会全国連合（Union national des associations familiales）」、一九六八年創設の「キリスト教家族全国連盟（Confédération nationales des familles chrétiennes）」一九七〇年創設の「生命尊重のための法律家協会（Association des juristes pour le respect de la vie）」、一九七一年創設の「カトリック教会

の教え（Enseignements de l'église catholique）」、「医師会全国協議会（Conseil national de l'ordre des médecins）」、「生きるままにさせよ（Laisses-les vivre）」などである。

**21 「三四三人の女性のアピール」は、註20で言及したChoisirによるものであり、主宰のジゼル・アリミのほか、シモーヌ・ド・ボーヴォワール、マルグリット・デュラス、フランソワーズ・サガン、カトリーヌ・ドヌーヴ、ジャンヌ・モローらの告白であった。彼女たちは誰一人として咎められることはなかった（Choisir ed. 1973＝1987）。

**22 マリ＝クレール裁判において弁護士ジゼル・アリミは、毎年一〇〇万人の女性が「闇中絶」を受けていると推定されること、裁かれるのは常に社会的・経済的立場の弱い一般市民であることから、「堕胎罪」は中絶の予防にも処罰にも機能していないだけではなく、「堕胎罪」の存在自体が中絶の現状と社会的差別を生み出しており、よって「堕胎罪」は無用の長物であると主張した。同裁判の判決は、中絶を受けたマリ＝クレールにたいしては一六歳の学生でもあったことから無罪、中絶を仲介した二名も無罪とした。中絶施術者は執行猶予付き禁固一年、マリ＝クレールの母親も執行猶予付き罰金五〇〇フランでそれぞれ有罪とされた（Choisir ed. 1973＝1987）。なお、妊娠をもたらした男性の氏名も所在も明らかであったが、彼は何ら裁きを受けないばかりか、マリ＝クレールの中絶についての告発者ですらあったと推測されている（Choisir ed. 1973＝1987）。

**23 ヌーヴィルト法の改正によって、避妊薬や避妊具の入手手続きが簡便化され、それらの費用も社会保障の対象となった。未成年者には、「家族計画センター」にて、匿名かつ無料で避妊薬が支給されることになった。一九七四年の法律、すなわち、「産児制限に関する各種規定を導入する一九七四年一二月四日の法律第74-1026号（Loi n° 74-1026 du 4 décembre 1974 portant diverses dispositions relatives à la regulation des naissances）」による。

**24 カトリックの伝統的な生命観は、「生命の尊重」に集約され、受胎によって生命が開始するというものである（水波ほか編 1987; 加藤編 2007）。これはマリ＝クレール裁判でも取り上げられた中絶反対の論拠であるが、識者から以下のように批判されている（Choisir ed. 1973＝1987; Turpin 1975; Ladrière 1982）。第一に、受胎によって生命が開始するというのは、人類学や生物学ではなく形而上学の範疇であること、第二に、「生命の尊重」という概念自体が科学的判断ではなく価値判断に属すること、第三に、生命は連続していくものであること、また、生命はいつ始まるのかという問い自体が誤って設定されたものであるから、それに対する回答は存在しえない、というものであった。

**25 一九三九年のデクレ・ロワが定めた治療的理由による中絶については、同じ法文のまま、家族法典の第八七条としてあらたに規定された。

**26 Proposition de loi Peyret le 29 juin 1970.

**27 公立病院が妊婦の中絶依頼を拒否できないのに対し、私立病院は妊婦の中絶依頼を拒否できる。私立病院とはカトリック系の病院のほか、産院やクリニックをさす。

**28 「人工妊娠中絶および避妊に関する二〇〇一年七月四日の法律第2001-588号（Loi n° 2001-

588 du 4 juillet 2001 relative à l'interruption volontaire de grossesse et à la contraception)」。なお、この法律は、おもにＩＶＧすなわち自発的人工妊娠中絶における合法期限の拡張に関するヴェイユ法の改正法である。

**29　ＩＭＧの年間件数について生物医学庁は、二〇〇五年に六〇九三件、二〇〇六年に六七八七件、二〇〇七年に六六四二件を報告している（Agence de la biomédecine 2008）。最近では、二〇〇八年に六七一七件、二〇〇九年に六七六八件、二〇一〇年に六九四九件、二〇一一年に六九九四件（Agence de la biomédecine 2013b）と、おおむね増加の一途にあることが分かる。なお、データはすべて、前年度のものが当該年に報告されている。また、二〇一二年に、二一トリソミーを主とした母体血による出生前検査――いわゆるＮＩＰＴ含む――は、六八万七九八六件行われており、陽性であったのは二万七八六四件であった（Agence de la biomédecine 2013a）。

**30　パリ市の出生前診断・胎児医学センターがウェブ上で公開しているデータである。www.diagnostic-prenatal.fr/indicimg.htm

**31　これらデータはフランス国内の年間のすべてのＩＭＧを集計したものであるが、子宮内胎児死亡の区分を明確にしていない。しかし子宮内で胎児がすでに死亡していれば胎児の予後を審議する必要性がない。少なくとも、全例が子宮内胎児死亡であったということは考えにくい。

**32　安楽死は、二〇〇五年に例外的な四つの場合に限り合法化されている。そのうちのひとつが「新生児安楽死」である。不治で重篤な神経後遺症をもって生まれた新生児であり、両親がそのことをあらかじめ告知されている場合をいう。中絶ではなく通常の分娩に限って法的に認められており、出生した新生児に対して行われる（CCNE Avis n° 63 2000）。この場合は、生物学的にも民事的にも出生したのちに死亡したという扱いがなされる。

※※33 日本には「胎児殺し」に類似した「子宮内胎児死亡誘導」という技術がある。破水によって妊娠の中断を余儀なくされ、かつ、妊婦に産科的合併症のある場合の中期中絶に適用された例がある（金田ほか 2008）。特殊な例であり一般化はされていない。

※※34 一方、「胎児殺し」の医療行為は、まれな場合、胎児に投与したはずの塩化カリウムが母体の血液循環に入り妊婦の心停止を招くことがある（Lewin et Mirlesse 2002）。腹壁穿刺の行為はもとより、母体生命をかけて行う「胎児殺し」の医療技術は、明らかに妊婦に対する侵襲的行為である。

※※35 一九九二年の新刑法典では子殺しという語は削除され、あらたに「一五歳以下の未成年の殺人（meurtre sur mineur de moins de quinze ans）」が設けられた。子殺しという現象自体は現在でも存在し、「未成年の殺人」として犯罪となる。

第三章

死産児の死体——行方と処遇

本書ではこれまで、生きていた胎児が「死にゆく」過程について論じてきた。第一章では流産、第二章では死産に焦点をあてた。いずれも、母胎内で生きており、胎外でも生命の徴候があった、あるいは胎外でなお生きている娩出児が、死んだ胎児としてすみやかに死産児へ包括されていく仕方を明らかにした。それでは、生きていた胎児が死んだ後の取り扱いは、どのようなものであるのか。ここからは、死産児の死体そのものの処遇の仕方について取り上げ、死産児と生命倫理を関連づける必要性を描き出すさいの有用な手がかりを見いだしたい。

本章では、フランスにおける胎児の死体、とりわけ、妊娠二二週以降に〈人〉として出生しなかった死産児の死体の処遇について論じていく。そのために、二〇〇五年にパリの公立病院で起こった「管理を忘れ去られた三五一の胎児」(*Libération*, le 4 août 2005) 事件、すなわち、数百体におよぶ身元不明の胎児の死体が正当な手続きなしに遺体安置所に保存されていた事件を取り上げる。本事件に関する社会問題総合監査局（IGAS：Inspection générale des affaires sociales）の同年の監査報告書[※1]をもとに、胎児の死体における保存、焼却[※2]・葬儀、および解剖の仕方に焦点を当てながら、死産児の死体が遺体安置所に取り残されたことがどのような点で問題となるのかについて明らかにする。

以下では、まず、〈人〉の死体の概念ついて概観する。次に、本事件に関し死産児の死体の管理がなぜ適切に行われなかったのかを分析する。最後に、〈人〉として出生するには至らなかったが、〈人〉になるはずであった胎児にどのような処遇を与えるべきなのかについて論じる。

なお、本章で扱う「胎児の死体」とは、胚の時期[※3]を過ぎた妊娠一五週以降のすべての妊娠中絶による胎児の死体を総称し、「死産児の死体」とは、妊娠二二週以降のすべての妊娠中絶による胎児の死体をさす。いずれにおいても、妊娠中絶が自然であるか人工であるかを問わない。また、いうまでもないが、〈人〉とは法的主体の〈personne〉を意味する。

第一節 〈人〉の死体の概念

後に述べる、二〇〇五年の事件における胎児の死体の扱いについては、「分解された死体」、「さまよえる魂」、「コレクション」、「気味の悪い発見」といった表現で、パリでの状景とともにフランスで扇情的に報道された（*Libération*, le 3 août 2005; *Libération*, le 10 août 2005; *Libération*, le 11 août 2005）。医学界では、本事件はある一病院の「機能不全（dysfonctionnement）」の問題とされ、重大なスキャンダルではなく、驚かれたのは規模の大きさによるものと認識された（*Libération*, le 4 août 2005; *Libération*, le 25 octobre 2005; Sureau 2005; Manaouil et al. 2007）。

一方、本事件の調査および対処をめぐり、発見された胎児の死体に関しそれぞれの法的地位を追求することに終始したこと、また、そうすることでしか解決を見いだそうとしないことこそに問題の本質があるとする哲学者[**4]がいる（*Le Figaro*, le 15 août 2006）。他方、交通事故や医療過誤を被った妊婦が胎児を失った場合に胎児の過失致死が認められないことを引き合いに、すでに死んだ胎児よりも現在生きている胚や胎児に向け、「出生前の存在（être prénatal）」として、妊娠中絶法であるヴェイユ法を変えることなしに一定程度の地位が与えられるよう考慮すべきだとする医師[※5]がいる（Sureau 2005, 2009）。

一九九四年のフランスの民法典は、〈人体〉の不可侵を謳っている。それを基盤とする生命倫理に関する法体系は、〈人〉の身体や構成要素を、その生死にかかわらず〈人体〉として尊重しようとするものであった[※6]。〈人〉の胚や胎児は〈人体〉である。よって、〈人〉の胚や胎児はその生死にかかわりなく尊重されなければならない。これに鑑みれば、生きている胚や胎児だけではなく、すでに死んでいる胚や胎児を「出生前の存在」として考慮しなければならないことは自明なはずである。一方、〈人〉でも〈物〉でもない、〈人体〉すなわち第三の存在とすべく地位を認めるはずのフランス法は、死体の使用と関わる場合、「空虚な立法」と化すことが指摘されている（Baud 1993 = 2004; Raimbault 2005; Ogien 2009; Esquerre 2010）。死体の使用の典型的な例は、臓器移植が検討される場合である。当人が生前に臓器贈与を拒否する意思を表明していないことの証明もしくは証言がない限り、臓器の贈与および摘出の推定同意があるものとみなされる。死体の使用に関する別の例では、二〇〇八年に、死体をプラスティネーションによって加工保存した、フランスで最初の「人体の不思議展」[※7]が開催されている（Esquerre 2009; Esquerre 2010）。同展は、人権団体の提訴によって二〇〇九年にパリの大審裁判所から展示中止の判決が下るまで続けられた（*Le Nouvel Observateur*, le 13 février 2009; *Libération*, le 16 septembre 2010; 石塚 2010; 藤野 2011）。

フランスにおいて〈人〉の死体とは、利用の有無とは別に、一般にはどのような法的保護のもとにあるのか。一八一〇年の旧刑法典では、死体は法によっていかなる保護もされていなかった。同刑法典では、死体を掘り起こしたり解剖したりするほか、死体から衣服や宝石を盗み、あるいは死体から臓器を取り出し、さらには死体を売買しようが食そうが、「墓荒らし（violation de tombe ou de sépulture）」（第三六〇条）としてしか罰せられなかった。[※8] 屍姦については、一般に非道徳な行為であると認識されてはいたが、それ自体が単独で刑罰の対象とされることはなかった（Delmas et al. 2010）。死体と犯罪の関係は、死体に墓が伴っていることが前提であり、死体への冒涜は、死体の納められた墓地への冒涜としてしか罪とはならなかった（Py 1997; Laufer 2009）。一九九二年の刑法典の改正で、現在の「死骸の完全性への侵害（l'atteinte à l'intégrité du cadavre）」（第二二五条の一七）が創設された。[※9] それは以下の通りである。

いかなる手段であっても、死骸の完全性へのあらゆる侵害は、禁固一年および罰金十万フランの刑に処される。

いかなる手段であっても、墓石、埋葬地、あるいは死者の記念として建造されたモニュメントの侵害もしくは冒涜は、禁固一年および罰金一〇万フランの刑に処される。

前項に定められた違反が死骸の完全性の侵害を伴っていたとき、刑は禁固二年および罰金二〇万フランになる。（Code penal-Article 225-17）

同条によれば、墓や墓地へのあらゆる冒涜が罪であることに変わりはないが、死体への冒涜は墓の存在とは独立した罪となった。そして、いかなる手段であっても、死体へのあらゆる侵害は、死者に与えられるべき尊重の侵害として刑罰の対象となった。〈人〉の死体を法的な管理の対象とし、同時に、医師に限り死体への侵害の適法性を認めたのはこのときからである。

〈人〉の身体の完全性の保護は、死者と生者とで厳密には仕方が異なる（Py 1997; Raimbault 2005）。〈人〉とは、死亡した後は法的な〈人〉ではなくなるからである。〈人〉の死体とは、「生命が抜け出た物であるがしかし、生きた物であり、人間だった物である」（Edelman 2009: 81）、とされている。他方、死亡という事実を挟んでも、その身体の扱いが一転して一般の財物と同様になるわけではないことは、古今東西継続されてきた葬儀の慣習からみても明らかである（Savatier 1979; 星野 1992）。また、先にも述べたフランス法における〈人体〉、なかでも死体という〈人体〉について、その尊重を議論するさいに死体が法的な〈人〉であるか否かを問うことは無意味なはずである。そして、このことは、胎児の死体についても言えるはずなのである。つまり、死体が〈人体〉である限り、胎児や死産児の死体は、〈物〉ではなく〈人体〉として尊重の対象とされることになっているのである。しかし、二〇〇五年の事件では、すでに死んでいる胎児、とりわけ死産児の死体を〈人体〉として尊重してはいなかったようにみえる。死産児の死体がなぜ尊重されなかったのか。この点を検討する必要がある。

なお、死体をめぐる日本の状況を概観しておくと、以下の通りである。[**10] 日本の刑法では、「礼拝所及び墳墓に関する罪」の一つに、「死体、遺骨、遺髪、または棺内に蔵置した物を損壊、遺棄または領得」（第一九〇条）する行為を犯罪と定める。同条は、死体損壊罪と死体遺棄罪を規定するものである。これらの罪は、「死者に対する敬虔感情」を保護法益とする（平野 1977：大塚ほか 2000）。「敬虔感情」をどう解釈するかはさまざまである。しかし、同条が礼拝所や墳墓に関する罪に含まれていることから、死体損壊罪や死体遺棄罪は、近親者の死者に対する想いとしての敬虔感情のよりも、死者一般について社会構成員一般が抱く敬虔感情を保護するものと考えられる（伊東 2003）。同条が、死体保護の敬虔感情を、まずもって葬祭の起源から呼び起こされるものとしていることは明らかである（辰井 2011）。

死体の埋葬や火葬などが社会的習俗に適さない仕方で行われた場合は、死体遺棄罪に問われる。昭和二三年のいわゆる墓地埋葬法、すなわち「墓地、埋葬等に関する法律」（昭和二三年五月三一日法律第48号）は、「墓地、納骨堂又は火葬場の管理及び埋葬等が、国民の宗教的感情に適合し、且つ公衆衛生その他公共の福祉の見地から、支障なく行われること」（第一条）を目的とする。埋葬または火葬は、「死亡又は死産後二四時間を経過した後」（第三条）でなければ行うことはできないが、妊娠七ヶ月未満の死産の場合はこの限りではないとされる。

医療における死体の取り扱いを規定するものに、昭和二四年の「死体解剖保存法」（昭和二四年六月一〇日法律第204号）がある。死体を解剖する行為は、刑法第一九〇条の死体損壊罪にあたるが、その違法性を阻却するものとして「死体解剖保存法」が定められた。同法は、解剖を行った者や施設が解剖後の死体の全部あるいは一部を標本として保存する行為の要件を定めるものであるが、死体の研究利用への言及はない。また、死体の解剖もしくは保存をする者は、死体の取り扱いにおいて「礼意を失わないように注意」（第二〇条）しなければならない。さらに、同法は、死体に「妊娠四月以上の死胎」（第一条）を含めている。そのうえで、「妊娠四月以上の胎児について、死体の全部又は一部を標本として保存することができる」（第一七条）と定める。しかし、妊娠四月未満の胎児についてどう扱うかは規定されていない。これに対し、日本産科婦人科学会の「死亡した胎児・新生児の臓器等を研究に用いることの是非や許容範囲についての見解」をめぐる、平成一三年の同学会の解説では以下のように述べられている。

（……）妊娠期間の如何に拘わらず、胎児は将来人になる存在として生命倫理上の配慮が不可欠であり、尊厳を侵すことのないよう敬虔の念をもって取り扱われなければならない。
最近、死亡した胎児・新生児の臓器に存在する組織幹細胞の再生医療への応用が注目されている。本学会は、そのような目的での研究の発展を禁止するものではない。（平成十三年 日本産科婦人科学会「『死亡した胎児・新生児の臓器等を研究に用いることの是非や許容範囲についての見解』に対する解説」）

同学会の解説によれば、死亡した胎児や新生児の臓器等が利用される場合、「生命倫理上の配慮」

が不可欠であるとしたうえで、再生医療を目的とする研究の発展自体は禁止しないとしている。なお、都道府県によっては、医療活動に伴う胞衣《えな》すなわち胎盤、臍帯、卵膜等を取り扱う業者の届出や認可に関する「胞衣条例」を定めているところがある。また、斎場条例に妊娠四月未満の胎児の死体を火葬場で焼却することを規定する自治体もある（小門 2006）。しかし、妊娠四月未満の胎児の死体を胞衣に含めるかどうかは統一されていない（栗原ほか 2004；小門 2006）。つまり、妊娠四月未満の胎児の死体は、一般には感染性の「医療廃棄物」として扱わざるをえないことになる。[※11]

これらを踏まえ、以下、フランスにおける死産児の死体の問題に焦点を絞る。まず、二〇〇五年の事件についてその概要を整理する。

第二節　二〇〇五年の「管理を忘れ去られた三五一の胎児」事件
——その概要と胎児の死体の行方

フランスにおける社会福祉施設（Assistance publique）[※12]の一環をなす公立病院のうち、パリの代表的な産婦人科・小児科病院のひとつがサン・ヴァンサン・ド・ポール病院（Hôpital Saint-Vincent-de-Paul）である。二〇〇五年七月二八日、同病院の遺体安置所（chambre mortuaire）および冷蔵室で、三五一体におよぶ胎児の死体の標本が発見された（*Libération*, le 3 août 2005）。発見の発端は、二〇〇二年の六月に死産した母親が、死産児である自分の「子ども」の死体がその後どこに行ったのかについて、二〇〇五年の五月に同病院へ問い合わせたことによる。死産児の死体は親が引き取らなかった場合、病院の責任で葬儀され墓地に行くことになっていたからである。この問い合わせにつき遺体安置所を調べた院内関係者は、管理台帳には該当する死産児の記録がまったくない一方で、死産した日付等、問い合わせた母親による情報と合致する死産児が遺体安置所に残っていることを明らかにした。また、同院内関係者は、他にも無数の胎児の死体が保存されていることから、二〇〇五年六月に同院の管理者へ通報した。この発見の事実はただちにパリ公立病院機関の幹部から保健省に報告され、保健大臣の Xavier Bertrand は、同年八月二日の記者会見で報道陣にその内容を公表した。同会見での保健大臣による発表の冒頭はこうである。

パリ社会福祉施設は、昨日の午後遅くに、かなりの数の胎児と死産児の死体がパリのサン・ヴァンサン・ド・ポール病院の遺体安置所においてまったくの法的枠組み外に保存されていることを私に知らせせました。(……) このような発見に直面し、(私は) 深い感情や憤り (を覚えます)。(……) 事実は些細なことではありません、我々はすべてを明らかにします。なぜこのようなことが起こったのかについて、パリ社会福祉施設に追及するところです。(*Libération*, le 3 août 2005)

本事件について、同会見で公表された具体的な内容は以下の通りである。同院で発見された三五一体の胎児の死体は、全身から部分的なものまでさまざまであり、それぞれがフォルマリン液の入ったプラスチックの袋やガラス瓶に入れられていた。こうした胎児の大多数は死産児の死体であり、かつＩＭＧすなわち医学的人工妊娠中絶によるものであった。[※13] そのなかで、身元を明示された死体はほとんどなかった。後にも述べるが、二〇〇一年に法務・内務連帯省は、死産児の死体の取り扱いに関し、死産してから一定期限内に親による引き取りがない場合、病院の責任で火葬もしくは埋葬することを通達している。[※14] ところが、同院で発見された死産児の死体は、通達に反して、遺体安置所にて無期限に「保存され（conservé）」ていた。

二〇〇五年一〇月のＩＧＡＳの報告書によれば、こうした事実を受け、保健大臣は、胎児の死体の身元および事件の責任の所在を明らかにするために、検事も含めた外部機関による監査の実施を決定した。同年八月一日付けで、同大臣は、ＩＧＡＳすなわち社会問題総合監査局に対し、サン・ヴァンサン・ド・ポール病院の産科および遺体安置所を監査するよう要請した。同様にフランス国内の公立病院機関、すなわちパリ、リヨン、マルセイユのすべての公立病院における産科および遺体安置所の監査も要請された。監査の結果、サン・ヴァンサン・ド・ポール病院における遺体安置所では、実際には三五三体の全身の胎児の死体と八七体の部分的な胎児（うち二〇体は頭部）の死体が管理されないままに残っていたことが明らかとなった。四四〇体におよぶ胎児の死体のほとんどに解剖の形跡があり、脳や脊柱[※15]を取り出されたままの胎児も発見された。しかし、移植や再生医療を目的とした、臓器および組織をめぐる採取の事実や医師の指示書の存在は確認できなかった。すべての胎児に対し、解剖に向けた正当な医学的指示書（prescription médicale d'autopsie）が作成されていた一方で、いかなる胎児も解剖後の外皮修復をされていなかった。病理解剖学登録簿、出生帳、死亡帳、胚登録簿および死産登録簿の照合をもとに身元が確認できたのは、四四〇体の胎児の死体のうち、一九七〇年代から二〇〇〇年代において名前と解剖番号のみを記録されていた八二体であった。そのうちの九体は、一九九〇年から一九九四年の日付で、最長では二日間生きたことが分かる出生証明書および死亡証明書さえ用意されていた。つまり、死産児だけでなく、生物学的にも民事的にも出生したのちに死亡した子どもの死体、すなわち新生児の死体までもが、遺体安置所に残っていたのである。新生児の死体については、親に引き取りの義務があり、原則としてその処遇を病院に託すことはできない。にもかかわらず、同院では、新生児の死体も死産児として扱われ保存されていた。発見されたすべての死体は、台帳への記録の仕方や死体への標識の付け方について一定しておらず、そもそも記録すらされていない死体もあり、同定に極めて困難をきたした。すべての死体は、身体を切り開かれたまま、プラスチック袋のほかガラス瓶やタッパーウェアまでさまざまな容器にフォルマリン液とともに入れられ、半ば放置された状態で遺体安置所に残っていた。これらのことから、ＩＧＡＳは、同院の遺体安置所における胎児の死体の管理および保存の仕方は非常に粗悪であったと判断した。

ところが、検事はこの事件について、刑法による制裁は適用されないと評価した。後述するように、いわゆる二〇〇四年以来の「生命倫理法」には抵触していなかったのである。検事の評価を踏まえたＩＧＡＳの総括によって、同院は、遺体安置所における死体の管理体制の欠陥と、解剖をめぐる以下の四つの「法原理の侵害（atteinte à principe du droit）」を指摘されるにとどまった。すなわち、同院は、死体についての「埋葬の義務（obligation de sépulture）[16]」、解剖後の死体の外皮修復に関する「人の尊重（respect de la personne humaine）[17]」、「生命なく生まれた子どもの死体を埋葬もしくは火葬する（病院の）義務（obligation d'inhumer ou d'incinérer les corps d'enfants nés sans vie）[18]」、および衛生保障（sécurité sanitaire）のための「フォルマリンによる解剖部分の保存の禁止（interdiction de conserver des pièces anatomiques dans le formol）[19]」の法原理を侵害していたとされる（IGAS 2005: Résumé: 2）。最終的に、同院は懲戒および行政処分を受け、同院の遺体安置所は完全に閉鎖されることになった。なお、ＩＧＡＳによる、同年の他の病院についての監査結果からは、サン・ヴァンサン・ド・ポール病院のような状況は見いだされなかった。

ここで、遺体安置所の一般的な管理体制について述べておく。通常、フランスにおける公立病院には、遺体安置所と解剖病理科が併設されている。遺体安置所の管理は社会福祉施設すなわち行政によってなされるのに対し、解剖病理科の管理はそれぞれの病院に任される。したがって、各病院における遺体安置所と解剖病理科の管理および機能は完全に独立している。ところが、サン・ヴァンサン・ド・ポール病院においては、組織再編成を理由として、例外的に、死体の病理解剖のほか遺体安置所の管理責任をも解剖病理科へ課していた。一般に、解剖病理科の任務は、遺体安置所から送られてきた死体を受け取り、解剖を依頼した医師の指示書にしたがって、解剖病理医による病理解剖や病理検査が行われ、その所見とともに死体を遺体安置所へ送り返すまでである。しかし、同院の解剖病理科は、死体の受付から病理解剖科や焼却設備もしくは墓地への死体の移送にともなう管理と台帳記録といった遺体安置所の業務まで負わされていた。しかし実際には、それを実行できていなかった。同院の遺体安置所は、責任者不在のまま、かつ一定の規則もなく、当番制の数名の従業員によって運営されていた。

本事件の概要から分かることは、あくまでも一病院での事件ではあったにしろ、死体の処遇の仕方として現代フランスではあり得ないという反応が示されたことである。実際、先にも述べたように、胎児の死体の処遇をめぐってパリではセンセーションが巻き起こった。その影響を受け、死産した親からの同院への問い合わせは、事件公表後、のべ一二〇〇件に達したという。[※20] 本事件で名指しされている死産児とは、大多数がＩＭＧの帰結であることから、なす術もなく死んで産み出されたいわゆる死産児だけではないのは明らかである。とはいえ、その真相を探ることは本章の限界を超えるし、本章の目指すところでもない。検討すべきは、死産児の死体が遺体安置所に取り残されたことについてＩＧＡＳが何を問題としたのか、また、ＩＧＡＳの議論にはどのような限界があるのかについてである。そのために、以下では、ＩＧＡＳの監査報告書における四つの法原理の侵害について順に論述していく。

第三節　胎児の死体はどのような場合に保存できるのか

ここでは、フランスの法において、胎児の死体の保存はどんな場合に可能であるのかについて検討する。それに先立ち、前述のＩＧＡＳによる監査報告書の四つの法原理の侵害のうち、最後に挙げられた、病院等における衛生保障のための「フォルマリンによる解剖部分の保存の禁止」の侵害から述べる。

「フォルマリンによる解剖部分の保存の禁止」の侵害

「フォルマリンによる解剖部分の保存の禁止」は、第一章でも言及した「医療廃棄物」をめぐる一九九七年の政令[※21]および一連の保健医療法典[※22]に基づく。そもそも、先のヴェイユ法が合法中絶を認めて以来、〈人〉として出生していない胚や胎児の死体は、医療活動においては事実上、「医療廃棄物（déchets hospitaliers）」とみなされてきた（*Libération*, le 30 août 2005）。そこには、胎盤のほか中絶胎児や流産児も含まれる[※23]。「医療廃棄物」は感染性の危険があるとみなされ、その危険のない院内の一般ごみとは明確に区分される。

一九九七年の政令以降、「医療廃棄物」は、「解剖学的廃棄物（déchets anatomiques）」と「解剖部分（pièces anatomiques）」とに大別された。この分類は、以下に述べる肉眼的基準ともいえる指標で図られる。人間（humains）[※24]の場合において、「解剖学的廃棄物」とは、「容易に同定できない、人間の断片に相当する」（R.1335-1条）ものであり、「解剖部分」とは、「容易に同定できる、（人間の）臓器あるいは四肢（もしくは四肢の付随を確認するもの）である」（R.1335-9条）とされる。「解剖学的廃棄物」は、一般の医療活動による廃棄物とともに病院内の保健設備にて焼却される一方、「解剖部分」は、病院外の公的に承認された火葬場における死体焼却炉にて火葬されることになっている。「医療廃棄物」をめぐる政令や保健医療法では、胎児の死体について、「解剖学的廃棄物」になるか「解剖部分」となるかの区別は、死体に妊娠週数が明示されていない限り、区別する者の肉眼的判断に依拠せざるをえない。しかし、いずれの「医療廃棄物」においても、感染の危険の有無に関わらず、結局は焼いて処分する方法がとられる。とりわけ、「解剖部分」については、中枢神経に重大な変性をきたすクロイツフェルト・ヤコブ病等の感染症予防の観点から、フォルマリンに漬けて保存することは禁じられている。というのも、たとえば、クロイツフェルト・ヤコブ病の原因は脳に蓄積したプリオン蛋白（変性タンパク質）であるとされ、このプリオン蛋白はフォルマリンに耐性をもっていることによる。なお、フォルマリンとは、生物個体や組織片等の標本作製における防腐や固定処理に用いられる無色透明の液体である。IGASは、フォルマリンについて以下のように述べている。

フォルマリン液での（人体の）保存は、クロイツフェルト・ヤコブ病を除く感染性リスクの制御において、焼却（の処理をした場合）と同等の効果をもっている。しかし、フォルマリンは、それを取り扱う人へのリスクも示す。（IGAS 2005: Chapitre 1: 17）

ＩＧＡＳによれば、フォルマリンは感染制御の作用をもってはいるが、そもそもフォルマリン自体が生体に有毒であり、それを取り扱う医療関係者へのリスクも看過できないとしている。フォルマリンは刺激臭があり、生体では、皮膚、粘膜、呼吸器等に急性の毒性を示す。これを理由に、ＩＧＡＳは、病院等でのフォルマリンの使用が禁止されていることをあらためて確認している。

「フォルマリンによる解剖部分の保存の禁止」の法原理は、いかなる「医療廃棄物」も焼却されなければならず、かつ、人間であると容易に同定できる「解剖部分」は、フォルマリンを用いて保存してはならないことを示している。つまり、すべての胎児の死体は焼却されなければならず、すべての解剖された胎児の死体は、臓器や四肢も含めフォルマリンを用いて保存してはならないということである。しかし、同法原理は、人間であると容易に同定でき解剖されていない胎児の死体について、焼却する必要こそあれ、フォルマリンで保存することを禁じてはいない。また、同法原理は、どのような場合に胎児の死体の保存が可能であるのかについても規定していない。実際は、解剖病理学的な保存を目的とし、パラフィン蝋やスライドガラスを用いて完全に密閉固定された解剖片については、現在まで特別な規定なしに、病院等での作成や無期限の保存が行われている（CCNE Avis n° 89 2005）。また、二〇世紀までは、医学の利益のために、重大な形態学的異常のある胎児の死体の標本は多くの病院において事実上存在していた（CCNE Avis n° 89 2005）。胎児の死体を焼却も火葬もしないまま病院等において保存することは原則的にできないのだが、「生命倫理法」のいわゆる二〇〇四年法が制定される前までは、標本としての保存は医学において容認されてきたのであり、ただ「公表しない」

(*Libération*, le 11 août 2005) だけだったのである。

ＩＧＡＳも指摘しているように、「フォルマリンによる解剖部分の保存の禁止」の法原理は、死体の取り扱いに関する倫理的観点ではなく、あくまでも病院等における死体の衛生的観点によるものである。なお、本事件における、新生児すなわち生物学的にも民事的にも出生したのちに死亡した〈人〉の死体については、解剖の有無を問わず、大人の死体と同様に「医療廃棄物」ではないはずであるが、この点についてＩＧＡＳによる言及はない。

ところで、今回の事件で発見されたすべての胎児の死体がフォルマリンに漬けて保存されていたわけであるが、このことは、ＩＧＡＳによれば、生きている組織や細胞についての生化学研究をはじめ移植や再生医療を目的とした保存であった可能性や、そうした研究や利用の実施の可能性を否定するという。というのも、フォルマリンによって、あらゆる細胞および組織は死んでしまうからである。

フランスにおける法制度において、病院等における胎児の死体は「医療廃棄物」とみなされており、衛生上の観点から保存することはできず、すべて焼却されなければならないことが分かった。胎児の死体の保存は、倫理的観点ではどう問題となるのか。以下、葬儀との関係を述べる。

第四節　胎児の死体と焼却・葬儀(火葬／埋葬)

ここでは、胎児の死体について、焼却と葬儀という観点から検討する。焼却とは死体を廃棄物として処分する方法であり、葬儀とは死体を遺体として取り扱い火葬か埋葬をして弔う方法である。焼却と葬儀の区分は、先に触れた、胎児をめぐる「生存可能性」の基準によってなされることを述べる。そのために取りあげる、ＩＧＡＳによる監査報告書で示された二つめの法原理の侵害は、「埋葬の義務」の侵害である。この「埋葬の義務」は、〈人〉の死亡におけるものであり、入院患者についての公共保健医療施設の機能に関する一九七四年の政令[**25]に基づく。同政令では、その第七七条で以下のことを規定している。

「埋葬の義務」の侵害

> 最大で十日以内の期限で、死体(の引き渡し)が家族や近親者によって要求されなかったとき、(公共保健医療)施設は、故人が残したもの(意思)に適合する条件において埋葬を行う。(Décret n° 74-27 du 14 janvier 1974 relatif aux règles de fonctionnement des centres hospitaliers et des hôpitaux locaux, article 77)

ＩＧＡＳによれば、この「埋葬の義務」の歴史は、「宗教的および哲学的に非常に古い法的側面」をもつものであり、大人のほかは伝統的に胎児でもなく死産児でもなく、子どもにしか向けられてこなかったとする。また、「埋葬の義務」の歴史は、以下に示す一八八七年の法律[※26]まで遡るという。

遺言できる状態にある（……）すべての成年者や未成年者は、自らの葬儀の条件、とりわけ非宗教的性質か宗教的性質かに関する（……）自らの埋葬の方法について取り決めることができる。

(Loi du 15 novembre 1887 sur la liberté des funérailles)

しかし、ＩＧＡＳも指摘しているように、サン・ヴァンサン・ド・ポール病院の遺体安置所に残されていた死体のうち「埋葬の義務」が適用できるのは、法的には九体の新生児、つまり生物学的にも民事的にも〈人〉として出生した子どもの死体に対してのみである。

「生命なく生まれた子どもの死体を埋葬もしくは火葬する（病院の）義務」の侵害

それでは、〈人〉ではなく、死産児の死体をめぐる焼却や葬儀についてはどうなのか。そこで、ＩＧＡＳの監査報告書が示す三つめの法原理の侵害である、「生命なく生まれた子どもの死体を埋葬もしくは火葬する（病院の）義務」の侵害を取りあげる。第二章でも述べたが、「生命のない子ども」とは、一八〇六年の政令[※27]から現在まで存在する民事的な死産児の概念であった。「生命のない子ども」

は、「生存可能性」の基準に該当する場合、親によって死産児としての民事届出（死亡登録）がなされなければならなかった。二〇〇一年の法務・内務連帯省の通達[※28]では、死産児に関する民事届出（死亡登録）の領域にもWHOの「生存可能性」基準を導入し、一九九三年に民法典が認めた、死産児に対する親の任意による葬儀はもし行われるのであればこの基準にそう必要があることを規定した。

さて、「生命のない子ども」すなわち死産児と「生存可能性」の基準との関係は切り離せない。本事件で発見された死体についても、葬儀の対象とすべき死産児とそうでない流産児とを区分するための指標として、「生存可能性」基準を用いることができるからである。二〇〇一年の通達以降は、病院における胎児の死体の区別について、第三節で述べた肉眼的基準に代わり「生存可能性」の基準を用いることになった。つまり、胎児の死体を「解剖学的廃棄物」とするか「解剖部分」とするか、言い換えれば、胎児の死体を焼却の対象とするか葬儀の対象とするかの区別について、胎児の体重や妊娠週数という数値的基準を用いるようになったのである（山本 2010）。

IGASは、本事件で発見された「生命のない子ども」すなわち死産児の死体は、二〇〇一年以降の死産児に限り、病院によって、埋葬か火葬のいずれかの仕方で葬儀される必要があったと述べている。「生存可能性」基準にある胎児の死体は、「生存可能性」基準にない胎児の死体と法的には一線を画すとされているからである。他方、二〇〇一年までは、病院での死産児の死体そのものの取り扱いに関し、いかなる公的な取り決めもなされていなかった。IGASによれば、二〇〇一年まで、胎児の死体を焼却の対象とするか葬儀の対象とするかの区別は、各施設の裁量に任されていた。このことから、ＩＧＡＳは、サン・ヴァンサン・ド・ポール病院に対し、二〇〇一年より前の死産児の死体について葬儀が執り行われなかったことを咎めることはできないと結論している。

本事件において発見された死体は、なぜ、必要な措置がされないまま遺体安置所に長期にわたって保存されることになったのか。以下では、胎児の死体と、焼却や葬儀の前に行われる解剖との関係を検討する。

第五節　胎児の死体と解剖

解剖後の死体の外皮修復に関する「人の尊重」の侵害

病院における遺体安置所は、死亡した〈人〉の死体を一定期間に限って保管するところではある。死体は、入院患者なら病棟から、胎児や死産児なら分娩室から遺体安置所に移送される。家族や近親者、もしくは葬儀業者による死体の引き取りは、先述した一九七四年の政令にしたがって、死後十日以内になされることになっている。家族等による死体の引き取りの意思がない場合は、同じく死後十日以内に、病院の責任において埋葬なり火葬なりが執り行われる。このことは、死産児の民事届出とＷＨＯの「生存可能性」基準を関連づけた二〇〇一年の通達にしたがえば、死産児の死体に関しても同様である。

遺体安置所における死体の保管には、死体の葬儀を待つほかに、死体の解剖を待つ用途がある。

〈人体〉における採取をめぐり一連の保健医療法典[※29]では、死体について医学目的の解剖を含めた、臓器や組織の採取を認めている。それによれば、死体における、研究目的や移植目的ではない「死亡の原因を調べる目的」（L.1232-3条[※30]）の解剖や採取は、生前に表現された故人の同意あるいは故人の家族の証言がなくとも行うことができた。ここには、〈人〉として出生した子どもの死体も含まれる。胎児側の死体については、先述した生命倫理に関する二〇〇四年法以前では、死因や中絶をもたらした胎児側の要因を調べるための解剖や採取であれば、親に対しその事実を口頭で知らせるのみで足りた。同院で発見されたすべての死体には、医師による解剖の指示書が作成されていた。そこで問題となるのは、解剖の可否ではなく解剖の仕方についてである。

ＩＧＡＳが挙げた四つめの法原理の侵害は、解剖後の死体の外皮修復に関する「人の尊重」の侵害である。先の〈人体〉の採取をめぐる一連の保健医療法では、「死亡した人について採取を行った医師は、その死体の適当な修復を確保する義務がある」（L.1232-5条[※31]）とされている。これについて、ＩＧＡＳは以下のように述べる。

> 医師は死体を縫合し復元する個人的な義務はないが、そのことが行われるよう、手はずを整える義務がある。（IGAS 2005）

さらに、ＩＧＡＳは、全一一四条からなる医の倫理コード（Code de déontologie médicale）[※32]のうちのひとつを引き合いに、死後の「人の尊重」の必要性を述べている。その倫理コードの第二条[33]によれば次の通りである。

（……）医師は、人間の生命・個人およびその尊厳の尊重において、自らの使命を果たす。個人が受けるべき尊重は（個人の）死後（も）変わることなく必要である。(Décret n° 95-1000 du 6 septembre 1995 portant code de déontologie médicale, Devoirs generaux des médecins, article 2)

ところで、先述した、遺体安置所における死体の保管期限をめぐる一九七四年の政令や二〇〇一年の通達は、死体の解剖およびその前後の保管との関係を考慮していない。ＩＧＡＳによれば、一般的に社会福祉施設の公立病院機関では、死体の解剖の受付から埋葬までの期間については「柔軟で妥当な期限」と解されてきており、それは最長で三ヶ月未満と認識されてきたという。サン・ヴァンサン・ド・ポール病院の遺体安置所の遺体は、三ヶ月をはるかに超えて保存されていた。本事件における死体の多くは死後の処遇を親から病院へ託されていたのであり、胎児の死因の解明や中絶にいたった胎児側の要因を調べるための解剖が終わり次第、当該胎児の解剖結果が明らかにされるとともに、その死体は遺体安置所から墓地へと移送されるはずであった[34]。ところが、ＩＧＡＳによれば、同院の遺体安置所の胎児の死体は、正当な手続きなしに慣行のうちに「放棄（abandon）」された死体とみなされ、そのうえで、「放棄」された死体は「献体（don du corps）」として医学部や外科学校における教育目的の解剖の対象となっていた。死体を献体として扱えば、病院による死体の葬儀の義務が課されることはなく、病院による葬儀の費用の負担もなくなるからである。サン・ヴァンサン・ド・ポール病院の遺体安置所における、献体扱いでの死体はすべて、病院による葬儀の義務がないことになっていたのである。親たちは死体を引き取らない意思は表明したが、死体を放棄することや献体することについては何も知らされておらず、その手続きもしていなかった。一方、実は、家族が引き取らない死体を献体として扱い、教育的解剖に利用することは、社会福祉施設の公立病院機関全体の慣行となっていた。献体をめぐる一九九六年の政令[**35]は、科学のための献体にさいし、あらかじめ本人による書面での意思表明を必要とすることを規定していたのにもかかわらずである。他方、サン・ヴァンサン・ド・ポール病院で、胎児の死体を慣行のうちに献体として扱えたのは、そもそも二〇〇一年まで、胎児の死体を焼却の対象とするか葬儀の対象とするかの区別が各医療施設の裁量に任されていたこととも深く関わるであろう。

さて、ＩＧＡＳは、本事件で発見された死体について、〈人〉として尊重するために解剖後の外皮修復が必要であったと述べていた。しかし、〈人〉の尊重と胎児や死産児との関係についての言及はない。死体を〈人〉として尊重するということは死者の尊厳を守ることであるとすれば、解剖後の外皮修復は、死体を遺体として整えるために重要である。このことは、死体について、後の弔いの儀式を想定することにもなる。二〇〇一年の通達に鑑みるならば、死産児の死体にたいしても、葬儀を想定して解剖後の死体を復元する必要性があった旨を指摘することは可能である。

本事件において、とりわけ、死体が切り開かれたままで遺体安置所に長く取り残されてきたことは、死体が死者すなわち〈人〉とはみなされなかったことを意味する。しかし、死体には、胎児や死産児のほか新生児も含まれていた。IGASは、この点についてほとんど考察をしていない。この点は、本事件においてむしろ看過できない問題である。以下、この問題について検討する。

第六節　問題の本質は何か

IGASによる、サン・ヴァンサン・ド・ポール病院での本事件に対する勧告の要点は二点である。第一に、胎児の死体やその一部は妥当な期限内に焼却する必要があること、第二に、死産児や子どもの死体は葬儀する義務があること、である。これまでみたように、サン・ヴァンサン・ド・ポール病院では、医療活動における胎児の死体は、端的には「医療廃棄物」と総括されていたといえる。そのうえで、胎児の死体は、教育を目的とする一定程度の研究資源としてとらえられていたと考えられる。しかし、これらのことは、本事件において重要ではない。問題の本質は別にある。本節では、IGASの監査報告書から読み取れる問題を二つ明らかにしたい。

第一に、IGASの監査報告書では、本事件のすべての死体の法的地位を明確にしたうえで、すでに規定されている諸法に則り、胎児、死産児、新生児それぞれに適した処遇を与える必要があったと結論づけられた。明らかに、胎児の死体が法的な〈人〉であるか否かを基準とすることから始まった分析である。しかし、医療活動において、もし、死体に妊娠週数や死因等の標識がなければ、胎児の死体と死産児の死体、胎児の死体と新生児の死体、および死産児の死体と新生児の死体を肉眼的に区別することはほとんど不可能である。結論を先取りすれば、本事件で発見されることになったすべての死体は、それぞれの発達段階に応じて区分される以前に、最初から、〈人〉の死体とはみなされていなかったのである。つまり、生まれてまもなく死んだ子どもと思しき死体は等しく、本事件における医療活動では、〈人〉の死体として扱うところまで認識されていなかったのである。そのことは、発見された死体の中に新生児の死体が含まれていたことから明らかといえる。IGASの指揮によって、発見されたそれぞれの死体がまず法的な〈人〉であるかどうかを調べたことは、単に、本事件の死体に関する事後処理の仕方を明示するためであったにすぎない。

第二に、本事件に関する死体は、解剖等が行われた後、瓶や袋に入れられ長く遺体安置所に残されていたことから、医療活動における院内一般ごみとは一定の区別をされていたと思われる。死体は、少なくとも、この第一段階ともいうべき区分において「医療廃棄物」としての地位は認識されていた。ところが、最終的に、焼却の対象とも葬儀の対象ともされなかった。つまり、第二段階の区分と位置づけることができる、「医療廃棄物」の内訳の区別が欠落し、結果的に、死体の行き先が遺体安置所の瓶や袋の中となった。このことは、同院の医療活動において、すでに死んでいる死体には人体尊重の概念が適用されていなかったこと、また、生まれてまもなく死んだ子どもと思しき死体は〈人〉に準じる扱いを受けうるということが見落とされていたことを示唆している。さらに、本事件での死体は、親も医療者もあらかじめ意図することなく、ほとんど偶発的に標本となっていた。とりわけ、死体の処遇を病院に託した親の信頼は裏切られたことになる。そうした意味でも倫理的問題が指摘される必要がある。そして、これらのことは、死体が胎児であるか〈人〉であるかに関わりなく、死体という〈人体〉一般の扱いをめぐる問題そのものを反映しているとみるべきなのではないか。

なお、多くの死産児が遺体安置所で無期限に放置されてきた本事件を受けて、CCNEは、IGASに先駆けて「胎児と死産児の死体の保存」をめぐる見解[※※36]を明らかにしている。それによれば、「専門家のコンセンサスを考察した結果として適切で科学的な実践」をするために、まず、「死んだ胎児」は胎齢がいくつであろうと、識別と身元確認ためのリストバンドが常に身につけられる必要がある(CCNE 2005)とした。そのうえで、「死んだ胎児」は、その胎盤および医学的所見の要約のほか、親の署名がなされた付属書類とともにひとつのコンテナーに納められなければならない(CCNE 2005)とする。付属書類とは、医師による胎児病理学検査の依頼書のほか、遺体の将来について病院へ委ねるか献体するかを明記した証明書をさしている。CCNEはみずからの見解のなかでこれらを明示し、死産児の処遇の仕方を明確にする必要性を強調した。いわゆる国家倫理諮問委員会の見解であるが、いずれにしても管理体制の整備の域を出るものではない。

第七節　小括

ここまで、同院の遺体安置所で発見された死体に関し、保存、焼却・葬儀、および解剖の仕方について検討してきた。同院の遺体安置所のすべての死体は、原則として一定期限を超えて保存されてはならなかった。また、焼却の対象とすべき死体と弔いの対象とすべき死体とが区別されていなかった。

先に述べたように、フランスでは一八〇六年以来、死産児すなわち〈人〉に満たない存在を「生命のない子ども」として、その法的な出生は認めないままその法的な死亡を認めてきた。一九九三年以降は、民法改正により、「生命のない子ども」である死産児の死体を親が任意で引き取った場合は親による公的な葬儀等ができるようになった。これにより、死産児の死体は、子どもの死体に準じた処遇を与えられることになった。[**37] 二〇〇一年以降は、死産児の認定にＷＨＯの「生存可能性」基準が採用され、また、親が死体を引き取らなかった場合は病院の責任で葬儀することが義務付けられた。さらに、一九九四年から整備されてきたフランスの生命倫理に関する法体系は、〈人〉の身体や構成要素をその生死に関わらず〈人体〉として尊重しようとするものであった。二〇〇四年からの同法体系では、胚および胎児の死体やその構成要素も、〈人体〉として、〈人〉でも、〈物〉でもないところに位置づけられた。しかし、この法体系は、実は研究等に利用されない場合の中絶胎児については十分に対応できていない。というのも、この法体系は、臓器移植医療のほか、中絶胎児の組織や細胞を使う再生医療研究やその医療技術の実践等、産科医療の中でも特定の状況を想定したものだからである。

本事件では、死産した多くの親が「子ども」の死体を引き取らず、その処遇を病院に託していた。病院はといえば、身体を切り開かれあるいは分断されたままの、妊娠週数や胎齢も分からない、胎児のようにみえる死体を、そもそも標本として保存する明確な意図さえなく保管していた。二〇〇一年までは、死産児の死体について親による引き取りがない場合、焼却とするか葬儀とするかは各医療施設に任されていたことから、病院は死体の解剖が終了し次第、妊娠週数の如何を問わず死体を焼却してしまうことは可能であったはずである。病院とりわけ遺体安置所では、管理体制の不備があったにせよ、焼却処分することもできた、文字通り得体の知れない胎児あるいは生まれてまもなく死んだ子どもと思しき死体をなぜ保存することになったのか。IGASの報告書では、パリ市の公立病院機関としては、胎児や死産児の死体を医療施設付の焼却炉で処理することは、一般には衛生上の理由で不適切であると認識されていたとの言及がある（IGAS 2005: Chapitre 1: 20)。これについて考えられるのは、院内焼却炉の温度の問題である。骨や軟骨が燃焼され灰になるには、少なくとも一〇〇〇度前後を要し、それはすなわち死体焼却炉に必要な温度である（石井・八木澤 2007; Berchoud 2007)。院内焼却炉は、第三節で述べた「解剖学的廃棄物」を処理するためのものであるから、死体焼却炉よりも温度が低く、すでに骨が形成されている胎児の死体が完全に焼かれない場合があったのだと思われる。他方、遺体安置所では、切り開かれた謎の死体をともかくフォルマリン液に浸すことで処理し、少なくとも死体の腐敗を予防したことが伺える。そこには、胎児のようにみえる死体そのものをどう受け止めどう処遇したらよいかを持て余す、医療の「現場」の姿も浮かび上がる。

法において、胚や胎児とは「本当には生まれもしなければ死にもしない」(Edelman 2009: 70) とされるが、第一章および第二章でみてきたように、生まれてくる予定であった胚や胎児は、娩出後、ただ民事的には生まれないだけであり、生物学的には本当に生まれ死亡するのであった。そして、フランスの法体系は、胚や胎児を〈人〉であるとも医療廃棄物であるとも明文化しない。そうしないことによって、「中絶の権利」と胎児の尊重のバランスを保ってきた。同時に、フランスの法体系は、胚や胎児を〈人〉でも〈物〉でもない第三の存在として事実上認めている。このことと、胚や胎児に法的地位を与えることとは異なる。〈人〉として出生するには至らなかった死体、とりわけ死産児の死体を尊重するということは、胚や胎児の発達段階に関わりなく、最後には弔いをするということではないだろうか。病院等において〈人〉として出生しなかった存在の死体を弔うという行為は、必ずしも荘厳な儀式を伴うことを意味するのではなく、院内の一般ごみとは異なる仕方で丁寧に焼き灰にするということである。この行為は、すべての胚や胎児に、法的地位を与えることなしに行うことが可能である。むしろ、死産児はもちろん、胚も含めすべての中絶胎児を尊重するということはこの行為をもって完了するのである。

註　第三章

＊1　「サン・ヴァンサン・ド・ポール病院の遺体安置所の監査」、二〇〇五年九月のIGASによる報告第2005 149号。本文および資料含め全一〇四頁に及ぶ。

＊2　本章で取り扱う報告書や法文は、焼却にも火葬にもincinérationの語を用いている。本章では原文におけるincinérationの訳について、文脈にそって適宜、焼却と火葬を訳し分けた。

＊3　第二章でも述べたが、ヴェイユ法は妊娠一四週以前であれば女性の自由な意思に基づく人工妊娠中絶を認める。医学的大枠では、ヴェイユ法との関連で、胚と胎児の境を妊娠一五週に置いている。

＊4　Emmanuel Hirschは哲学者であり、パリ第XI大学教授、およびパリ公立病院機関におけるEspase éthiqueの総長を務める。

＊5　Claude Sureauは産婦人科医であり、フランスにおける胎児心音の電子監視装置の開発者のひとりである。国家医学アカデミーの旧総裁、および国家倫理諮問委員会の旧メンバーでもある。

＊6　人体不可侵原則は「生命倫理法」の基幹でもあり、死体および生体からの臓器移植に関する倫理的問題の解決に最初の基盤を置いたものであった。

＊7　フランス語では「Our body, à corps ouvert, l'exposition anatomique de vrais corps humains」(Esquerre 2009)、英語では「Body worlds」と題し、一九九五年より世界各地で展示された(Burns 2007)。プラスティネーションの技術は、ドイツ出身のGunther von Hagensにより

一九九三年に開発された。

**8 「一八一〇年の刑法典 罪と罰の法典として公開された完全初版（Code Pénal de 1810 Édition originale en version intégrale, publiée sous le titre : Code des délits et des peines）」。

**9 「新刑法典の発効の開始とこの発効によって必要とされた刑法および刑事訴訟の一部規定の改正に関する一九九二年一二月一六日の法律第92-1336号（Loi n° 92-1336 du 16 décembre 1992 relative à l'entrée en vigueur du nouveau code pénal et à la modification de certains dispositions de droit pénal et de procédure pénale rendue nécessaire par cette entrée en vigueur）」。

**10 日本において、胎児の死体の保存をめぐる重大な事件がある。全国の国立ハンセン病療養所等では、一九一五年前後より、人工もしくは自然流産のほか人工早産による胎児や新生児の多数の死体が、フォルマリン浸けの標本として長く放置されていたことが明らかとなっている（財団法人日弁連法務研究財団 2005）。しかしこの背景には、ハンセン病患者の隔離と撲滅を目的とした明らかな優生政策があり、本稿で扱うフランスで起こった事件との比較は論旨を異にする。一方、神奈川県の歯科大学で、二〇〇四年に学内倉庫から一七〇〇体の中絶胎児のフォルマリン漬けの死体標本が見つかっていたことが、二〇一〇年に報道されている。同大学によれば、死体は、一九六〇年から一九七〇年代にかけて大学による指示のもと、学内解剖実習用に横須賀市内の病院から集められたものであるという。また、母親からの解剖承諾書のほか、火葬許可証も備えていたとされる。二〇一〇年になってから、同大学により学内調査委員会が設置されているが、いまだ事実関係の詳細は明らかとされていない。

※※11　昭和四五年の廃棄物処理法（廃棄物の処理及び清掃に関する法律）、および平成二四年の環境省による「廃棄物処理法に基づく感染性廃棄物マニュアル」ともに、胎児の死体を感染性廃棄物とは規定していない。環境省は、二〇〇四年に、横浜市の産婦人科クリニックで起こった中絶胎児の廃棄物処理法違反事件に関し、神奈川県警からの照会に次の見解を示している。すなわち、中絶胎児は廃棄物ではないが、引き受け先がない場合は最低限、感染性廃棄物として処理すべきであるとしている（大阪府保険医協会産婦人科部会 2004）。

※※12　フランスにおける行政機関のひとつであり、公共の保健医療施設をさす。その系列として、フランスの各主要都市に公立病院機関が置かれている。たとえば、パリ市には四四の公立病院があり、そのうちの五つの病院は大学に併設されており、臨床、研究および教育のため相互に協同するシステムになっている。それらはAP－HP：Assistance public-Hôpitaux de Paris（パリ公立病院機関）として統括されている。

※※13　ＩＧＡＳの報告書によれば、サン・ヴァンサン・ド・ポール病院において、遺体安置所と解剖室に運ばれてくる胎児もしくは新生児の死体の実際は次の通りである（IGAS 2005: Chapitre 1: 10-11）。第一に、「治療」を目的としたＩＭＧによる胎児の死体が最も多く、同院ではこうしたＩＭＧが年間およそ九〇件行われている。第二に、妊娠一五週以降の流産による胎児の死体である。同院ではこうした流産のうち、年間およそ一五件が子宮内胎児死亡、つまり胎児が子宮内で自然

に死んだのちに娩出されている。第三に、生きて生まれたのち、併設の新生児蘇生科に移送される間もなく分娩室で死亡した「子ども」の死体である。このような場合は同院では非常にまれであるとしている。なお、そうした死体が胎児であるのか新生児であるのかについての言及はない。第四に、分娩室から新生児蘇生科に移送された後に死亡した「子ども」の死体である。ただし、この場合の死体が新生児の死体であるとは明記していない。

＊＊14 「出生表明の前に死亡した子ども（死産児）の民事身分登録および遺体の引き受けに関する二〇〇一年一一月三〇日の通達第2001-576号（Circulaire n° 2001-576 du 30 novembre 2001 relatif à l'enregistrement à l'état civil et à la prise en charge des corps des enfants décédés avant la déclaration de naissance）」。

＊＊15 一般的な死体解剖では脊柱を摘出することはない（IGAS 2005: Chapitre 1: 7）。

＊＊16 「中央公共保健医療施設および地方公共保健医療施設の機能の規則に関する一九七四年一月一四日の政令（Décret n° 74-27 du 14 janvier 1974 relatif aux règles de fonctionnement des centres hospitaliers et des hôpitaux locaux）」。

＊＊17 「医の倫理を導入する一九九五年九月六日の政令第95-1000号（Décret n° 95-1000 du 6 septembre 1995 portant code de déontologie médicale）」。

＊＊18 註14に同じ。

＊＊19 「感染性リスクおよびそれに類似するリスクに対する医療活動廃棄物と解剖部分のふるい分け

に関し保健医療法典を改正する一九九七年一一月六日の政令第97-1048号（Décret n° 97-1048 du 6 novembre 1997 relatif à l'élimination des déchets d'activités de soins à risques infectieux et assimilés et des pièces anatomiques et modifiant le code de la santé publique)」。

**20　本事件で発見された死体に関係していると推測される、親もしくは近親者の反応は速いものであった。同院に対する親たちからの電話による問い合わせは、本事件が公表された二〇〇五年八月二日以降、八月八日の時点ですでにのべ五二二件、九月二〇日まではのべ一二〇〇件が寄せられた（IGAS 2005: Chapitre 1: 2）。

**21　註19に同じ。

**22　保健医療法典第一部「保健医療保護一般」第三編「保健および環境保護」第三章「環境および労働に関する衛生リスクの予防」第五節「大気汚染と廃棄物」第一款「感染性およびその類似のリスクにおける医療活動の廃棄物」、R.1135-1条。第二款「解剖部分の選別」、R.1135-9条。

**23　なお、一九八七年のCCNEの見解第10号によれば、妊娠七週までに認められているミフェプリストン（mifépristone, 経口妊娠中絶薬RU486）を使用し自宅で中絶に至った場合、胎児の死体は排出（泄）物となる。

**24　ここでいう人間とは動物と区別した種の意味をさす。一九九七年の政令は獣医学における「医療廃棄物」についても制定している。

**25　註16に同じ。

＊＊26　「葬儀の自由についての一八八七年一一月一五日の法律（Loi du 15 novembre 1887 sur la liberté des funérailles）」。
＊＊27　「生命のない子どもが民事身分吏に提示されたことを証明するにあたり民事身分吏による証明書の作成方法を含める一八〇六年七月四日の政令（Décret du 4 juillet 1806 contenant le mode rédaction de l'acte par lequel l'officier de l'état civil constate qu'il lui a été présenté un enfant sans vie）」。
＊＊28　註14に同じ。
＊＊29　保健医療法典第一部「保健医療保護一般」第二編「人体の生産物および構成要素の使用と贈与」第三章「臓器」第二節「死亡した人に関する採取」。
＊＊30　「保健医療法典　法律第1232-3条、二〇〇〇年六月二二日から二〇〇四年八月七日まで発効版（Code Santé Publique Article L. 1232-3, Version en vigueur du 22 juin 2000 au 7 août 2004）」。
＊＊31　「保健医療法典　法律第1232-5条、二〇〇〇年六月二二日から二〇〇四年八月七日まで発効版（Code Santé Publique Article L. 1232-5, Versionen vigueur du 22 juin 2000 au 7 août 2004）」。
＊＊32　註17に同じ。
＊＊33　医の倫理コード第一章「医師の一般義務」第二条。
＊＊34　同院での解剖病理科における業務の遅滞や不備については、産科医によって、以前から度々抗議されていたとの言及がある（IGAS 2005: Résumé: 3）。

**35 「保健医療施設への死体の輸送に関するおよび市町村法典を改正する一九九六年二月二一日の政令第96-141号(Décret n° 96-141 du 21 février 1996 relatif au transport de corps vers un établissement de santé et modifiant le code des communes)」。

**36 「胎児と死産児の死体の保存に関する首相の付託への回答」、二〇〇五年九月二二日のCCNEの見解第89号。

**37 序章でみたように、二〇〇八年の破毀院判決からは、死産届について妊娠二二週未満の流産児にも作成することが可能となった。ただし、「生命の徴候」があった流産児に限る。この裁判は、流産児が「子ども」として存在したことの証を要請する親たちによるものであった。

終章

結論と今後の課題

本書では、フランスにおける死産児の法的および医学的対応と生命倫理との関係について考察してきた。また、「死にゆく胎児」――母胎の内外で生きているのにもかかわらず死ぬことになっている胎児――が死産児となっていく過程を具体的な事例を通して述べてきた。そのうえで、既存する死産児の一般的な概念――生まれる前あるいは生まれたときに死んでいる胎児、端的には、すでに死んでいる胎児――が、周産期において明確に取り上げにくい、境界不明な存在――生きているとも死んでいるともつかず、〈人〉とも胎児ともつかない存在――を取り囲む倫理的問題をどのように回収しているのかについて検討してきた。そのさい、本書では、フランスの破毀院判決資料、民法典・刑法典、行政資料、医学・法学文献、社会問題総合監査局（IGAS）の報告書、国家倫理諮問委員会（CCNE）の見解、出生前診断複合専門センター（CPDPN）データ、パリ出生前診断・胎児医学センターデータ、調査研究政策評価統計局（DRESS）データ、生物医学庁データ、新聞記事および雑誌記事などを精査し分析を行った。また、中世から近代における、出生隠滅、中絶、子捨てや子殺し、洗礼や埋葬の史実に関する言及も先行研究を参照して検討した。他方で、本書では、既存の枠組みでは埋没している「死にゆく胎児」を浮き彫りにするため、既存する、いわゆる死産児概念のほか「生存可能性」基準や流産・早産の定義（線引き）を用いて論じている。それゆえに――埋没しているがためにそうせざるをえないのでもあるが――、既存の枠組みを必ずしも超えるものではないことを本書の限界として触れておく必要がある。

本書でみたように、現在の周産期医療において、死産児が生ずる事象が少ないわけではない。むしろ、現実には、死産児はありありと存在している。しかし、生命倫理研究においては、いわゆる死産児——端的に、もう死んでいる胎児——は倫理の対象とされにくいばかりか、そこに内包されてしまっている「死にゆく胎児」もろとも埋没している。そのために、「死にゆく胎児」の所在は、見かけ上では空白になっている。そのことが特段に問題視されていないのは、既存の死産児という概念が、周産期において法的および医学的に整理できない「よく分からない」問題を、「上手く」回収してくれているからである。ここでいう「よく分からない問題」とは、次の二つに大別される。第一に、胎児とも新生児ともつかない死産児の問題、たとえば、妊娠二二週出生児のほか、妊娠中期以降の人工妊娠中絶によって生きて生まれる中絶胎児にかかわる問題である。第二に、生きているとも死んでいるともつかない死産児の問題、たとえば、妊娠二二週直前の流産児のほか妊娠二二週以降に重症疾患をもって生まれた新生児にかかわる問題である。こうした問題は、生きながら死ぬべき存在として産み出される死産児の取り扱いにかかわる、倫理的問題の存在を意味している。そのような倫理的問題を、あたかも何事もなかったものとして、法や医療制度に組み込んでいくことに機能する便利なツールとなっているのが、既存の死産児という概念なのである。周産期における倫理的問題の所在をあらたな切り口から明らかにし、既存の生命倫理の枠組みにわずかでも揺さぶりをかけるために、「死にゆく胎児」の存在までも可視化させた〈死産児〉という領域が生命倫理研究において必要なのである。

第一章では、死産児の承認における、法的および医学的関係を論じた。死んだ子どもについて、〈人〉としては出生していないが一定程度の民事身分を与えることができる死産児であることを証明するものが「生命のない子どもの証明書」であった。同証明書がどんな場合に作成できるのかについて、二〇〇八年のフランス破毀院判決をもとに分析した。同裁判は流産児に焦点をあてたものであり、二〇〇八年の同判決は、死産児と民法の関連で、死産届の作成に「生存可能性」の基準を用いることを廃止した。「生存可能性」とはWHOによる国際基準である。それはすなわち、妊娠二二週以降もしくは胎児の体重五〇〇g以上のいずれかを満たす場合に、胎児は母胎外で生存する可能性があると他者が想定するための客観的数値をさす。

この判決によって、流産児のほか、理論上は胚についても、親の任意で死産届を行うことが可能となった。以来、医学および法学の分野から、胚や胎児の地位、「中絶の権利」および「医療廃棄物」をめぐるさまざまなコンフリクトが問題視されていることを述べた。しかし、その本質は、胎児の死体に関するイニシアチブに対する混乱、すなわち、胎児の死体を遺体とするか「医療廃棄物」とするかの権限が医療者から親へ転換したことへの混乱でしかないと考えられる。というのも、たとえば流産児に「生命のない子どもの証明書」が作成されたからといって、流産児に人格が与えられるわけではないからである。

「生命のない子どもの証明書」は、一九世紀より続いている伝統的な民事届出であり、その本来の機能は、子の出生隠滅の規制と死亡登録の統制であった。しかし、現在では、民事的には存在しない子どもとその親との「親子」関係の証明へと機能が変わった。親の要望は、わずかな生の徴候を示した流産児を国家に対し「子ども」として承認させることを可能にした。近代家族における子どもへの視線は、医療化と社会保障化によって母胎内の胚や胎児にまで及んでいる。こうした背景のもと、二〇〇八年の破毀院判決のもつ意味は、実は「子」の生ではなく死を承認する範囲を法的に拡大したものといえる。同時に、妊娠二二週未満に生命の徴候を示して産み出されたのにもかかわらずただちに死んだ流産児について、これまでの「医療廃棄物」としての地位ではなく死産児としての地位を与えることで、今後、かれらの出生証明書の作成が求められたり、「生存可能性」基準の改正——妊娠週数基準の短縮あるいは胎児体重基準の減量——が求められたりしないような対策をあらかじめ講じたともみることができる。

流産児は母胎外に娩出された胎児である。そのときに、たとえ生の徴候を示していたとしても、流産児は民事的な出生が認められることはない。しかし、妊娠二二週直前の流産と妊娠二二週の早産では、生物学的な出生や出産となんら変わりがない。いわゆる「生命倫理法」は、こうした胚や胎児の一連の生命活動や、生きているとも死んでいるともつかない胎児について、倫理的検討の対象とはしていない。胎児に関して同法が注目するのは、母胎内で生きている胎児か、母胎外で完全に死んでいる胎児の死体であり、かつ、その死体の利用を検討するときだけなのである。

二〇〇八年破毀院判決は、胚や胎児の取り扱いへの法的および医学的な議論を正面から取り上げたことによるものではなかった。むしろ、そうした議論を避けたうえで、医学や法における合理性よりも親の意思を結果的に尊重したものとなった。

第二章では、妊娠の中・後期の中絶と死産児の関係を論じた。中・後期中絶は、人工早産の方法をとるものであり、中絶胎児が生きて生まれる場合がある。フランスのＩＭＧにおいて生きて生まれる中絶胎児への医療的対応は、そうした中絶やそれをもたらす出生前診断の妥当性よりも中絶の技術的改善に問題解決を見いだしたものであった。そこでは、妊娠の中・後期に中絶胎児が生きて生まれることが唯一の問題であり、「胎児殺し」という医療技術を用いて、中絶胎児が生きて生まれないようにすればよいのであった。そうすることで、医師は、ＩＭＧにともない生物学的には出生したが民事的には出生しない「胎児」を、生物学的にも民事的にも出生しない胎児へと厳密に正確に置き換えることに成功した。この進展は、フランスにおける子の出生概念の軸、つまり、生物学的にも民事的にも生きて生まれた子だけが国家によってその存在を認められるという出生概念を厳密に保持することに基づくものといえる。

中・後期中絶における医療技術の革新は、出生前診断の結果から、重篤な障害をもつなど母胎内で生きている胎児の状態を理由として、妊娠二二週以降に中絶することに伴う倫理的問題を正面から検討したものではない。むしろ、その問題の検討をすべて棚上げにしたまま、技術だけを進展させた結果である。ＩＭＧにおいて、あらかじめ母胎内で胎児を死亡させておく処置を要する胎児とは、人工的な子宮収縮による負荷に耐えらず娩出のさいに死亡してしまうような重症疾患などをもつ胎児ではなく、娩出の負荷に耐えなおかつ娩出後も生き抜く可能性のある胎児を意味している。そのような胎児がＩＭＧの対象となることの正当性と新生児医療および胎児医療の進展は、周産期医学において本来相容れないはずなのである。しかし、重症疾患などをもつ胎児や新生児についての発見や診断の仕方はあっても治療法がないとされることから、この相容れなさが黙認されてしまっているのである。母胎外で生きられるかもしれない胎児を、医学的に正当な手続きを経て母胎内で死亡させたのち娩出させるような仕組みと、それに伴う死産児の発生は何を意味しているのか。そのことが問われなければならない。

現代のフランスでは、中・後期中絶の適応とされる胎児に対し、その民事的出生のみならず生物学的出生も避けるための体制が法的にも医学的にも整備されている。生きて生まれる中絶胎児の問題は、多くの場合、出生前診断と不可分であり、そうした診断技術を利用することも、診断結果により中絶を決めることも、すべて個人の選択のもとに置かれている。

いわゆる「生命倫理法」は、中期以降の中絶や生きて生まれる中絶胎児についての倫理的検討を考慮に入れていない。そのうえに、医療技術が、中期以降の中絶の生々しさを消してしまっている。他方、医療技術が「解決」したのは胎児の生々しさだけであり、妊婦は、多大な負荷をかけられながら、場合によっては生命の危機と背中合わせになりながら、人工的な出産をすることを強いられる。「生命倫理法」が注目するのは、あらゆる妊娠中絶のさい、いかにして「倫理的」に中絶胎児の研究や移植への利用に同意を得るかということであるといわざるをえない。

第三章では、死産児の死体そのものの取り扱いに関わる法的および医学的関係を論じた。パリの公立病院機関のひとつであるサン・ヴァンサン・ド・ポール病院で二〇〇五年に起こった胎児の死体標本の事件を取り上げ、同事件に対する国家機関による監査報告書をもとに分析を行った。同報告書では、同院で発見された死体の多くは死産児であったこと、また、同院における胎児の死体の解剖、保存、焼却および埋葬に関する管理状態は既定の規則に反し粗悪であったこと、そして死体は、最低限「医療廃棄物」として焼却に処される機会すらなかったこと、しかし、いわゆる「生命倫理法」の規定する刑事罰の対象とはならないこと、が示された。

同報告書の示す監査結果の分析から本書で明らかにしたのは、第一に、死体に関する既定の諸規則は〈人〉あるいは小児を対象としたものであり、医療活動における胎児の死体は死者の扱いを受けにくくなっていることである。第二に、いわゆる「生命倫理法」は、生殖補助医療技術および再生医学と関わりのない胎児やその死体をめぐる扱いおよび倫理には対応していないことである。

胎児の死体は、死体としての利用価値を見いだされない場合、いわゆる「生命倫理法」の範疇にはない。胚や胎児をめぐる同法の諸規定は、生命倫理というよりも、国家の利益にかかわる場合に「倫理」を見いだし管理しようとしたものであるとみることができる。

Sicard（2009）や Depadt-Sebag（2010）は、フランスの生命倫理は生者をおもな対象にしていることを明示した。受精卵や胚が生者の利益になる場合に「倫理」が援用されるように、死者や死んだ胎児は、生者の利益になる場合に限り、「倫理」の対象となるのである。そのためには、いわゆる「生命倫理法」という体系的な仕掛けによって、生と死の狭間にあるような〈人体〉、とりわけ胎児の生々しさを抹消しなければならなかったのだ。そして、その過程で遭遇する、整理できないさまざまな葛藤や心情について、「生命倫理法」は、その折り合いを国家ではなく個人に課しているのである。

なによりも、フランスの生命倫理とは、科学者たちを無批判に信頼することなしに生者への影響を検討するものではあるが、科学者たちの研究や実践を妨げることを主軸とするものではない（Sicard 2009）。これらが、フランスの「生命倫理法」は倫理的であるというよりも「合理的」であるといわざるをえない所以である。

すでに死んでおり、かつ研究等に利用されない胎児の死体の処遇を考慮することは、人体尊重という基本的な倫理原則に含まれていると解釈することができるし、そうでなければならない。ところが、サン・ヴァンサン・ド・ポール病院での事件から見ると、これまでの「生命倫理法」は、医科学的に利用されない胎児の死体と人体尊重概念との関係性があらためて確認されることなく構築されてきたのだと考えざるをえない。これについては指摘される必要がある。

これまで論じてきたことから、本書の意義は四つ挙げられる。第一に、周産期の諸問題を、新生児や胎児および胚という既存のカテゴリーから取り上げるのではなく、〈死産児〉という新しい切り口から浮き彫りにしようとした点である。

第二に、生きている胎児が死産児となっていく過程を、フランスのいわゆる「生命倫理法」と対置し、さらに同法へ配置する手法を用いることによって、既存のいわゆる死産児——生まれる前あるいは生まれたときに死んでいる胎児——という概念に埋没している倫理的問題の所在を明らかにしようとした点である。

第三に、生命倫理研究において、「死にゆく胎児」の存在をも明示した〈死産児〉を研究カテゴリーとして認識することの意義を示した点である。これまでの生命倫理研究では、妊娠二二週出生児、重症新生児、および生きて生まれる中絶胎児にかかわる周産期医療の諸問題の連関を総合的に検討することが困難であった。本書では、この課題に取り組むうえで〈死産児〉というカテゴリーに注目することが有効であることを明らかにした。

第四に、「生命倫理法」が胎児や胚を国家によって管理および統制しようとしたにもかかわらず、フランス社会にはそれには包摂されない、いわば持て余されている胎児の死体があることを、三つの角度から具体的に提示した点である。

本書では、フランスにおける死産児に注目して、どのような法的および医学的対応のもと、生きている胎児が死産児となっていくのかをたどった。しかしながら、残された課題は少なくない。まず、死産児が生ずる事象として、妊娠二二週出生児、中・後期の中絶胎児、重症新生児を取り上げたが、法的および医学的にまだ浮き彫りにされていない事象があるはずである。これについては今後も調査を継続する必要がある。

次に、本書では、死産児が生ずる事象に関し、人工妊娠中絶を否定するプロライフや障害者団体の動向および見解についてほとんど取り上げることができなかった。生命倫理研究において〈死産児〉というカテゴリーの意義を主張するには、法や医学のほか、有力な諸勢力の動きも射程に入れたうえで体系的に検討する必要がある。
また、出生前検査の普及――従前の調査であれ、いわゆる「新型出生前検査」であれ、羊水検査を経て確定的な結果が分かるころは妊娠中期である――に伴い、女性の身体の侵襲と中・後期中絶の関係を裏付ける客観的なデータが、今後、各国で続出してくるであろうことを予見している。その精査はもちろんのこと、法や医学あるいは社会は、女性の生命の危機に関わるような身体の侵襲と引きかえにしてもなお、出生前検査の再考を回避していくのかどうか注視していく必要がある。さらに、女性の身体の侵襲を前提としながら障害のある胎児を死産児にし続けていく態勢に対して、生命倫理学的にどう論駁できるか追究することは重要な課題である。

最後に、「死にゆく胎児」、すなわち生きているが死ぬことになっている胎児を社会としていわば持て余している状況について、生命倫理学としてどうとらえ、どう対処するのかあるいはしないのかを考察することは、今後に残された課題である。また、「死にゆく胎児」のプロセスを倫理的に直視することと、いわゆるプロライフの概念がどう関係するのかしないのかについても検討する必要がある。これらの点を今後の課題としたい。

フランスにおける死産児の分析を通して明らかになったことから、日本における死産児の問題にどんな示唆が得られるだろうか。まず、法的な体制があろうとなかろうと、死産児は死産児になっていくであろう。医療技術や診断技術の進展は、妊婦の選択肢をそれなりに増やしたように見せ、同時に、治療不可とされる疾患名の創設は終わることがないからである。とはいえ、一定の法的体制があることによって、周産期医療と生命倫理に関する諸問題を追跡することは可能である。つまり、何が起こったのか、何が起こっているのか、および何が起ころうとしているのかを明らかにすることができる。この点は、日本での死産児にかかわる問題の所在自体を明らかにすることに重要であり必要である。その意味で、フランスの「生命倫理法」は一定程度の評価はされていい。

フランスでは、死産児が生ずる事象そのものの存在を比較的把握しやすい。問題は個々の事象が倫理的に検討されていないことである。日本では、死産児が生ずる事象そのものが闇に埋もれている。そのような隠れた問題がクローズアップされるだけでも、周産期医療と倫理的問題の関係を知り共有することに貢献できると期待したい。

本書で述べてきたように、流産児であれ中・後期中絶胎児であれ、あるいは二二週出生児であれ重症新生児であれ、新生児と承認されなければ死産児となるしかない。このような、「生かしておいてもいずれ死ぬ」とされる存在、すなわち本書でいう「死にゆく胎児」を、なぜこうも死にゆき急がせるのか。なぜ、出生させ生かしておき、本当に死ぬのかどうかを見届けようとすらしないのか。フランスでは、死産児には「生命のない子どもの証明書」が、親の申請のもとに作成される。死産児となった胎児は悲嘆の対象にもなる。同時に、かれらは弔いの対象にもされる。ここで想起すべきことは、とりわけ、ＩＭＧの帰結としての死産児の大多数が、母胎内で生きていたのであり、生まれれば生きられ、生き延びたであろうことである。このような胎児に対し、法や医学の力を借りて、かつ、親に申請させる形で、人々が悲しんでみせながら施していることとは一体何であるのか。そのことこそが問われてしかるべきなのである。

問いに対しただちに答えることは困難である。それを承知したうえで、今、言えること、言うべきことは何か。現代社会において、人々が「死にゆく胎児」を存在しないことにせしめているものとして、死の否定ではなく生の否定があることは確かである。「死にゆく胎児」の死にゆく過程では、死は忌避されておらず、むしろ、死は「優遇」あるいは「歓待」される体系的な仕組みが存在している。ただし、そこでの死は、憐憫の名のもと、医学的あるいは法的に一瞥をくれる程度にまで要約されている。そのような仕方で人々は、死はもとより生までも、飼いならしているつもりになっているのである。

あとがき

本書は、周産期において名指しし難い存在――著者にとっては、脳裏にありありと脈づき映写される存在――を浮き彫りにし問題提起することを目的としたものであり、その存在の言語化と理論化になによりも格闘した。本書では、そうした存在を「死にゆく胎児」と呼称してきたが、はたして、本書の難解な主題を解きほぐしていくのに有効であったのか、実のところ確信が持てていない。それでも、いわゆる死産児に包摂され存在しないことになっている「死にゆく胎児」と、その存在の埋没とともにないことにされている少なくない問題を、生命倫理の俎上にどうにか載せることができたことにひとまず安堵している。

本書は、二〇一三年三月付で立命館大学大学院先端総合学術研究科から博士号（学術）を授与された論文「現代フランスにおける死産児への法的および医学的対応――死にゆく胎児に関する生命倫理学的検討」に加筆修正したものである。本書の柱となっているのは、二〇〇八年度立命館大学グローバルCOEプログラム「生存学」創成拠点による若手研究者グローバル活動支援助成金の支援を受け、パリ第五大学（Université Paris Descartes - Paris V）医学部医療倫理研究所で行った研究活動の一連の成果に基づくものである。

三〇歳を過ぎてから研究生活に入り、そもそも自分の問題意識を追究するための学問領域は何でありどこに向かって行けばよいのか、というところから始まる気の遠くなるような思考の過程と、身体的にも精神的にも身を削る孤独な闘いの日々と向き合うしかない博士論文の執筆過程を経て、本書の執筆および刊行に辿りついた。その長い道のりでは本当に多くの方々にお世話になり、心より御礼申し上げたい。

松原洋子先生をはじめ、立命館大学大学院先端総合学術研究科の先生方には、常に最先端――「先端」とは世界に向けた「問い」としての新しさと独創性である（同研究科ホームページの松原研究科長のメッセージより引用）――の学問的助言をいただいた。研究の第一線で活躍される先生方のもと、生命倫理・ジェンダー・医療社会学の視点から、自分の問題意識を学際的に追究できるのはこの研究科しかないと確信していた。

とりわけ、松原洋子先生には、指導教員として、学位論文の主査として、大変手厚いご指導をいただいた。松原先生は、義憤を文章にぶつけるのではなく、自らの立てた問いを禁欲的に粘り強く突き詰めていくことの重要性を悟らせてくださるとともに、不勉強な私を常に忍耐強く見守ってくださった。松原先生の学問に向ける真摯な態度と、鋭くかつ温かい才知は、私の研究生活における日々の拠り所となっている。現在もなお、立命館大学生存学研究センター客員研究員および出生をめぐる倫理研究会メンバーとして上洛するさいは必ずお目にかかり、襟を正す思いで貴重なご助言を賜っている。

小泉義之先生には、学者としての知と品位の磨き方を正しく見せていただいた。また、博士論文の副査をお引き受けいただいた。小泉先生は、同研究科生命領域の演習において、あまりにも稚拙な私の論述を呆れることなく――気を取り直して――常に鋭く批判してくださった。修了生となった今もなお、私の至らない論考に正面から向き合ってくださる。そして、性と生殖の狭間で生々しく生きる生を対象とする私にとって、小泉先生の書かれた『生と病の哲学――生存のポリティカルエコノミー』は、私が研究に行き詰まるときに立ち返る不動の書となっている。

また、同研究科共生領域の渡辺公三先生と大阪市立大学大学院文学研究科の土屋貴志先生にも博士論文の副査をお引き受けいただいた。

渡辺先生は文化人類学がご専門であられ、フランス語圏とりわけアフリカに造詣が深く、静穏な佇まいにも畏敬の念を抱くばかりであったが、フランスの死産児について特段の関心を示してくださり大変心強かった。

土屋先生には、博士論文のみならず生命領域の演習においても、ご専門であられる生命倫理学の豊富な学識のもと、繰り返し丁寧なご指導をいただいた。土屋先生の穏やかな外見と凛とした学問への姿勢は、私に多くの示唆を与え続けている。また、土屋先生のご研究による人体実験や医学犯罪の論文および著書は、現職での講義の準備において常に参照させていただいている。

そして、先端総合学術研究科生命領域の演習では、故遠藤彰先生、立命館大学大学院文学研究科のサトウタツヤ先生、京都大学人文科学研究所の瀬戸口明久先生はじめ、今はすでに独立しそれぞれの研究の道を歩んでおられる元院生の方々から多くの示唆深いご助言をいただいた。

また、あらためて、立命館大学大学院先端総合学術研究科公共領域の立岩真也先生と、立岩先生がリーダーを務められた立命館大学グローバルCOEプログラム「生存学」創成拠点、および同拠点を継承する立命館大学生存学研究センター、ならびに立命館大学独立研究科事務室の職員の皆様が、私に与えてくださった素晴らしい機会と数多くのご助言に心より感謝を申し上げたい。

さらに、本書の執筆にあたっては、南山大学外国語学部フランス学科の丸岡高弘先生に大変お世話になった。フランス文学をご専門とされる丸岡先生には、ご多忙にもかかわらず、フランス語の和訳と解釈の誤りを多数ご指摘いただいた。丸岡先生は、私の学部時代の指導教員でもあられ、かつて、問題意識の考究においてはメラメラと燃える炎のように怒りに任せるのではなく丁寧に考察する必要があること——松原洋子先生が同じご指摘をされたように私の成長は大変遅かった——を説いてくださった。本書の執筆の過程では、丸岡先生の研究室へご助言をいただけるようお願いに上がった。私の我が儘を押し通す形でのご依頼であったのにもかかわらず、快くお引き受けくださったことにも厚く御礼申し上げたい。

そして、現職の東海学院大学人間関係学部子ども発達学科の先生方には、業務の傍らに本書を執筆する時間をいただいたことに感謝致したい。とりわけ、同大学心理学科の富田理恵先生、甲田智之先生、小椋宗一郎先生には日々英気をいただいている。

そして、本書の刊行にさいしては、二〇一四年度立命館大学研究推進施策先端総合学術研究科出版助成制度による出版助成を受けた。その手続きにおいて、立命館大学独立研究科事務室の貝撥眞爾氏により、院生時と変わらぬ細やかな配慮をいただいた。また、生活書院の髙橋淳氏には、遅々として進まぬ私の執筆作業に粘り強くお付き合いいただき、心より感謝申し上げたい。

ほかにも、ここにお名前を挙げきれないほど多くの方々のご助力に、本書は負っている。本書にかかわるすべての方々に、あらためて感謝申し上げます。

最後に、傍目には、訳の分からない「怪しい」仕事をしているようにみえる長い研究生活を寛大に理解してくれた家族に心からの謝意を表したい。

二〇一五年一月一七日

山本由美子

事項索引

あ 行

か 行

さ　行

た　行

な　行

は 行

ま 行

や 行

ら 行

引用文献

Agamben, G., 1995, *Homo Sacer: il potere sovrano e la unda vita*, Trino: Giulio Einaudi Editore S.p.A.（＝2003，高桑和巳訳『ホモ・サケル——主権権力と剥き出しの生』以文社.）

Agence de la biomédecine, 2008, *Rapport annuel 2008*, Nancy: Bialec.

———, 2013a, *Rapport annuel 2013*, Paris: Promoprint.

———, 2013b, "Centres pluridisciplinaires de diagnostic prénatal 2012," Saint-Denis: Agence de la biomédicine,（Retrieved december 20, 2014, http://www.agence-biomedecine.fr/annexes/bilan2013/donnees/diag-prenat/02-centres/pdf/cpdpn.pdf）.

相澤伸依，2014，「フランス社会における避妊——1955年から1960年」『東京経済大学人文自然科学論集』135: 157-164.

Allen, M.-C., P.-K. Donohue and A.-E. Dusman, 1993, "The Limit of Viability: Neonatal Outcome of Infants Born at 22 to 25 Weeks' Gestation," *The New England Journal of Medicine*, 329(22): 1598-1601.

天野完，2008，「産科疾患の診断・治療・管理——陣痛誘発」『日本産科婦人科雑誌』60(6): N113-N116.

Ambroise, C., et H. Capitant, 1957, *Traité de droit civil*, Paris: Dalloz.

American Heart Association, "2005 American Heart Association Guidelines for Cardiopulmonary Resuscitation and Emergency Cardiovascular Care," *Circulation*, 112: 1-5.

Arrêté du 20 août 2008 relatif au modèle de certificat médical d'accouchement en vue d'une demande d'établissement d'un acte d'enfant sans vie,（Retrieved March 20, 2013, http://www.legifrance.gouv.fr/affichTexte.do;jsessionid=B2301BB27D8E19638C08956793DE786C.tpdjo17v_2?cidTexte

=JORFTEXT000019350230&categorieLien=id).
Ariès, P., 1960, *L'enfant et la vie familiale sous l'Ancien Régime*, Paris: Plon.（=1980, 杉山光信・杉山恵美子訳『〈子供〉の誕生――アンシァン・レジーム期の子供と家族生活』みすず書房.）
馬場一憲, 2010,「産科超音波診断に関する最近の話題」『日本周産期・新生児医学会雑誌』46(1): 10-12.
Badinter, E., 1995, *L'amour en plus: Histoire de l'amour maternel, XVIIe -XXe siècle*, Paris: Flammarion.（=1998, 鈴木晶訳『母性という神話』筑摩書房.）
――――, 2010, *Le Conflit: la femme et la mère*, Paris: Flammarion .（=2011, 松永りえ訳『母性のゆくえ――「よき母」はどう語られるか』）春秋社.
Batail, G., 1957, *L'érotisme*, Paris: Éditions de Minuit.（=2003, 酒井健訳『エロティシズム』ちくま学芸文庫).
Bateman, S., 2012, "La bioéthique: une notion à géométrie variable," *Rayonnement du CNRS*, 58(printemps): 13-19.
Baud, J.-P., 1993, *L'affaire de la main volée*, Paris : Édition du Seuil.（=2004, 野上博義訳『盗まれた手の事件』法政大学出版局).
Berchoud, J., 2007, "La crémation," *Études sur la mort*, 132: 101-109.
Bessis, R., 2007, *Qui somme-nous avant de naître?*, Calmann-Lévy: Paris.
Blazer, S., et E.-Z. Zimmer eds., 2005, *The Embryo: Scientific and Medical Ethics*, Basel: Karger.
Body, G., F. Perrotin, A. Guichet, C. Paillet et P. Descamps, 2001, *La pratique du diagnostic prénatal*, Paris: Masson.
Le Boulanger, I., 2011, *L'abandon d'enfants*, Rennes: Presses universitaires de Rennes.
Borrillo, D., 2011a, *Bioéthique*, Paris: Éditions Dalloz.
――――, 2011b, "La Répubrique des experts dans la construction des lois: le cas de la bioéthique," *Histoir@Politique: Politique, culture, société*, 14 (mai-août): 55-83.
Breton, J.-J., 1986, "Observation cliniques sur les frères et les sœurs d'infants mort-nés," Enfance, 39(4): 392-398.
Brown, S.-F., and A. Khaled, 2002, *Catholicism & Orthodox Christianity*, New York: Chelsea House Publishers.（=2003, 森夏樹訳『カトリック』青土社.）

Burns, L., 2007, "Gunther von Hagens' BODY WORLD: selling beautiful education," *The American Journal of Bioethics*, Apr. 7 (4) : 12-23.

Bydliwski, M., 2011, "Le deuil infini des maternités sans objet," *Topique*, 116: 7-16.

Byk, C., 2010, "Les mots de la bioéthique: faire voir la réalité ou la dissimuler ?," *Journal International de Bioéthique*, 21(2) : 25-42.

Canto-Sperber, M. ed., 2001, *Dictionnaire d'éthique et de philosophie morale*, Paris: Presses Universitaires de France.

Carles, D., F. Pelluard, E.-M. Alberti, F. Gangbo, C. Nezelof, M. Arthuis, J. Battin, R. Henrion et B. Blanc, 2005, "Examens fœtopathologiques et anomalies morphologiques au troisième trimestre de la grossesse," *Bulletin de l'Académie nationale de médecine*, 189(8) : 1789-1801.

Carbonel, F., 2011, "Biographies croisées de deux « mères infanticides » jugées en 1834 et 1852 à la cour d'Assise de Rouen," *Hal-SHS*, halshs-00594904, 1(21) : 1-11.

Centre de diagnostic prénatal et de médecine fœtale, 2004, "Les indications des interruptions médicales de la grossesse (IMG)," Paris: Centre de diagnostic prénatal et de médecine fœtale, (Retrieved March 20, 2011, www. diagnostic-prenatal.fr/indicimg.htm).

Choisir ed., 1973, *Avortement: une loi en procés. l'Affaire de Bobigny*, Paris: Edition Gallimard. (=1987, 辻由美訳『妊娠中絶裁判――マリ＝クレール事件の記録』みすず書房).

Commission Nationale Consultative des Droits de l'Homme (CNCDH), 1989, "Avis sur lcs sciense de la vie et les droits de l'Homme," Paris: CNCDH.

Code civil, Article 79-1, 1993, (Retrieved May 5, 2012, http://www.legifrance.gouv.fr)

Code civil, Article 16, 1994, (Retrieved May 5, 2012, http://www.legifrance.gouv.fr).

Code pénal de 1810, 1810, "Code pénal de 1810 édition originale en version intégrale, publiée sous le titre: Code des délits et des peines," (Retrieved March 20, 2011, http://ledroitcriminel.free.fr/la_legislation_criminelle/anciens_textes/code_penal_de_1810.htm).

Code pénal, Article 225-17, 1994, (Retrieved March 20, 2011, http://www.

legifrance.gouv.fr).

Cohen, F., 2011, "La poursuite de la répression anti-avortement après Vichy," *Vingtième Siècle. Revue d'histoire*, 111(2011): 119-131.

Comité Consultatif National d'Éthique (CCNE), 1984, "Avis n° 1 sur les prélèvements de tissus d'embryons et de fœtus humain morts, à des fins thérapeutiques, diagnostiques et scientifiques," Paris: CCNE, (Retrieved February 5, 2010, http://www.ccne-ethique.fr).

———, 1987, "Avis n° 10 sur l'utilisation de la mifépristone (RU486)," Paris: CCNE, (Retrieved February 5, 2010, http://www.ccne-ethique.fr).

———, 2000, "Avis n° 63, Avis sur Fin de vie, arrêt de vie, euthanasie," Paris: CCNE, (Retrieved February 5, 2010, http://www.ccne-ethique.fr).

———, 2001, "Avis n° 67 sur l'avant-projet de révision des lois bioéthique," Paris: CCNE. (=2004, 関根小織・大小田重夫訳「フランス国家倫理諮問委員会『生命倫理法改正草案についての見解』見解第67号」『応用倫理学研究』1: 68-97.

———, 2005, "Avis n° 89, A propos de la conservation des corps des fœtus et enfants mort-nés, Réponse à la saisine du Premier Ministre," Paris: CCNE, (Retrieved February 5, 2010, http://www.ccne-ethique.fr).

Congregation for the Doctrine of the Faith, 1987, "Instruction on respect for human life in its origin and on the dignity of procreation replies to certain questions of the day," Città del Vaticano: Libereria editrice Vaticana, (Retrieved May 5, 2012, http://www.vatican.va/roman_curia/congregations/cfaith/documents/rc_con_cfaith_doc_19870222_respect-for-human-life_en.html).

Conseil d'État, 1988, *Scciens de la vie: de l'éthique au droit*, Paris, La Documentation française. Rapport.

Corpart, I., 2008, "La notion d'enfant sans vie à la lumière de la jurisprudence de la Cour de cassation Civ. 1re 6 février 2008, trois espèces," *Médecine & Droit*, 2008(2008): 121-126.

Cour d'Appel de Nîme, 2005, "Arrêt n° 253 du 17 mai 2008," Strasbourg: Université de Strasbourg, (Retrieved February 5, 2010, http://espacereussite.u-strasbg.fr/pages.jsp?idTheme=6028&idsite=754&idRub=1504&rubSel=1504).

Cour de Cassation, 2008, "Arrêt n° 128 du 6 février 2008," Paris: Cour de Cassation, (Retrieved February 5, 2010, http://www.courdecassation.fr/jurisprudence_2/premiere_chambre_civile_568/arret_n_11163.html).
———, 2008, "Arrêt n° 129 du 6 février 2008," Paris: Cour de Cassation, (Retrieved February 5, 2010, http://www.courdecassation.fr/jurisprudence_2/premiere_chambre_civile_568/arret_n_11164.html).
———, 2008, "Arrêt n° 130 du 6 février 2008," Paris: Cour de Cassation, (Retrieved February 5, 2010, http://www.courdecassation.fr/jurisprudence_2/premiere_chambre_civile_568/arret_n_11165.html).
Csergo, J., 1988, *Liberté, égalité, propreté: La morale de l'hygiène au XIXe siècle*, Paris: Albin Michel. (=1992, 鹿島茂訳『自由・平等・清潔——入浴の社会史』河出書房新書.)
Daffos, F., 2002, "Refus d'interruption médicale de grossesse, Le point de vue de l'expert," V. Mirlesse ed., *Interruption de grossesse pour pathologie fœtal*, Paris: Flammarion, 99-100.
———, 2003, "I'interruption médicale de grossesse et la loi," *Journal de Pédiatrie et Puériculture*, 3(16): 129-133.
Décret du 4 juillet 1806 contenant le mode de rédaction de l'acte par lequel l'officier de l'état civil constate qu'il lui a été présenté un enfant sans vie, (Retrieved March 20, 2013, http://www.legifrance.gouv.fr/affichTexte.do;jsessionid=14FEB64A4401F5EBEAEF29391594336F.tpdjo14v_2?cidTexte=LEGITEXT000006069465&dateTexte=20100802).
Décret-loi du 29 juillet 1939 relatif à la famille à la natalité française, (Retrieved March 20, 2013, http://www.legifrance.gouv.fr).
Décret n° 74-27 du 14 janvier 1974 relatif aux règles de fonctionnement des centres hospitaliers et des hôpitaux locaux, article 77, (Retrieved March 20, 2013, http://www.legifrance.gouv.fr).
Décret n° 95-1000 du 6 septembre 1995 portant code de déontologie médicale, (Retrieved March 20, 2013, http://www.legifrance.gouv.fr).
出口奎示, 2014,「妊娠中期中絶における週数群別の難航発生頻度」『臨床婦人科産科』68(3): 393-397.
Delaisi de Parseval, G., 1997, "Les deuils périnataux," *Études*, 387(5): 457-466.
Delmas, G., S.-M. Maffesoli et S. Robbe, 2010, *Le traitement juridique du sexe*,

Presses Universitaires de Sceaux, Paris: L'Harmattan.
Demont, L., 2002, "L'enfant naissant ne peut pas être victime d'un homicide involontaire," *Médecine & Droit*, 55: 31-32.
Depart-Sebag, V., 2010, "Droit et bioéthique," E. Hirsch ed., *Traité de bioéthique: Tom Ⅰ, fondements, principes, repéres*, Paris: Erès, 281-294.
Direction de la recherche, des études, de l'évaluation et des statistiques (DREES), 2014, "Le nouveau suivi de la mortinatalité en France depuis 2012," *études et résultats*, DREES, 901(décembre): 1-6.(Retrieved December 20, 2014, www.drees.sante.gouv.fr_IMG_pdf_er901.pdf).
Dommergues, M., S. Ayme, P. Janiaud et V. Seror, 2003, *Diagnostic prénatal:pratiques et enjeux*, Paris: Inserm.
Dumez, Y., et A. Benachi, 2004, *Médecine fœtale et diagnostic prénatal*, Paris: Doin Edition.
Dumoulin, M., 2008, "Des incertitudes initiales très lourdes de conséquences pour les parents comme pour les soignants," *Le Courrier de l'éthique médicale*, Sffem, 8(1): 9-11.
Dupont, M., 2008, "Le décès périnatal sous le regard du droit," *Le Courrier de l'éthique médicale*, Sffem, 8(1): 7-9.
Dworkin, D., 1993, *Life's Dominion: An Argument about Abortion, Euthanasia, and individual Freedom*, New York: Vintage Books.（=1998, 水谷英夫・小島妙子訳『ライフズ・ドミニオン――中絶と尊厳死そして個人の自由』信山社出版.）
Edelman, B., 2009, "Ni chose ni personne: le corps humain en question," Paris: HERMANN ÉDITEURS.
江口聡, 2007,「国内の生命倫理学における『パーソン論』の受容」『京都女子大学現代社会研究』10: 119-135.
Engelhardt, H.-T., 1982, "Medicine and the Concept of Person," T.-L. Beauchamp and L. Walters eds, *Contemporary Issues in Bioethics*, California: Wadsworth Publishing Company, 169-184.
———, 1986, *The Foundations of Bioethics*, New York: Oxford University Press.（=1988, 加藤尚武・飯田宣之訳『バイオエシックスの基礎――欧米の「生命倫理」論』東京大学出版会.）
———, 1986, *The Foundations of Bioethics*, New York: Oxford University

Press.（＝1989, 加藤尚武・飯田宣之訳『バイオエシックスの基礎づけ』. 朝日出版社.）

English, J., 1975, "Abortion and the Concept of a Person," *Canadian Journal of Philosophy*, 5(2)：233-243.（＝2011, 相澤伸依訳「妊娠中絶と『ひと』の概念」江口聡編・監訳『妊娠中絶の生命倫理――哲学者たちは何を議論したか』勁草書房, 141-155.）

Esquerre, A., 2009, "De l'exhibition des cadavres," *Frontière*, 21(2)：81-85.

――――, 2010, "Le bon vouloir des restes humains à être exhibés," *Politix*, 90：71-89.

Fagot-Largeault, A., 1985, *L'Homme bioéthique. Pour une déontologie de la recherche sur le vivant*, Paris：Maloine.

Fenton, A.-C., D.-J. Field, E. Mason and M. Clarke, 1990, "Attitudes to Viability of Preterm Infants and Their Effect on Figures for Perinatal Mortality," *British Medical Journal*, 300：434-436.

Ferrand-Picard, M., 1982, "Médicalisation et contrôle l'avortement. Derrière la loi, les enjeux," *Revue française de sociologie*, 23(3)：383-396.

Flandrin, J.-L., 1984, *Familles: parenté, maison, sexualité dans l'ancienne, société*, Paris：Editions du Seuil.（＝1993, 森田伸子・小林亜子訳『フランスの家族――アンシャン・レジーム下の親族・家・性』勁草書房.）

福本逸美, 1985,「捨子・『嬰児殺し』とその背景――19世紀フランス大都市の裏側」『Etudes francaise』20：1-31.

福田充・八木澤壯一・武田至・長江曜子, 2010,「フランスにおける葬祭施設の現状と葬儀式場の変化について――フランスにおける葬祭施設の変化について その1」日本建築学会『日本建築学会大会学術講演梗概集』637-638.

舟戸正久, 1999,「NICUにおける緩和ケアとそのプロセス」『Neonatal Care』12(1)：10-19.

藤野美都子, 2011,「海外法律情報 フランス：人体の尊重は死後まで」『ジュリスト』1419：104.

Frydman, R. et M. Flis-Trèves, 1997, *Mourir avant de n'être?*, Paris：Éditions Odile Jacob.

Gabolde, M. et J. Hors, 2000, "Utilisation aux fins de greffe de cellules et tissus humains d'origine fœtale ou embryonnaire," *Médecine & Droit*, 44：1-5.

Gallot, D., H. Moreau et D. Lémery, 2002, "Cadre légal français et européen," V. Mirlesse ed., *Interruption de grossesse pour pathologie fœtal*, Paris: Flammarion, 11–15.

Gaudet, C., N. Séjourné, M.-A. Allard et H. Chabrol, 2008, "Les femmes face à la douloureuse expérience de l'interruption médicale de grossesse," *Gynécologie Obstétrique & Fertilité*, 36: 536–542.

Garry, D.-J., A.-L. Caplan, D.-E. Vawter, and W. Kearney, 1992, "Are there really alternatives to the use of fetal tissue from elective abortions in transplantation research?," *New England Journal of Medicine*, 327: 1592–1595.

Gélis, J., 1977, "Sages-femmes et accoucheurs: l'obstétrique populaire aux XVIIe et XVIIIe siècles," *Annales. Histoire, Siences Sociales*, 32(5): 927–957.

———, 1988, *La sage-femme ou le médecin. Une nouvelle conception de la vie*, Paris: Fayard.

———, 2006, *Les enfants des limbes: mort-nés et parents dans l'europe chrétienne*, Paris: Éditions Louis Audibert.

Goubin, C. and G. Masuy-Stroobant, 1995, "Regisration of Vital Date: Are Live Births and Stillbirths Comparable all over Europe?," *Bulletin of the World Health Organization*, 73(4): 449–460.

Goussot-Souchet, M., V. Tsatsaris, et G. Moutel, 2008, "Interruption sélectives de grossesse en cas d'anomalie grave: état des lieux et enjeux éthiques," *Le Courrier de l'éthique médicale*, Sffem, 8(1): 31–33.

Guibet-Lafaye, C., 2009, "Pourquoi accepter des refus d'IMG en cas de pronostic vital néonatal très péjoratif ?," *L'archive hal*, Centre Maurice Halbwachs, CNRS, 1: 1–24.

Guillien, R. et J. Vincent, 1998, *L'exique de terms juridiques*, Paris: Editions Dalloz.（＝2006, 中村紘一・新倉修・今関源成監訳 Termes juridiques研究会訳『フランス法律用語辞典』三省堂.）

Hanus, M., 2004, "Face à la mort, des ritualités nouvelles," *Laennec*, 52: 32–42.

長谷川博子, 1984,「18世紀フランスにおける分娩——場・人間・仕方」『名古屋大学大学院文学研究科』13: 33–43.

長谷川まゆ帆, 2011,「教区の女たちが産婆を選ぶ——アンシャン・レジーム期フランスの国家と地域社会」『歴史学研究』885: 2–11.

橋爪一男，1950，「第6章アブレル氏人工妊娠中絶法」『日本産科婦人科學會雑誌』2(4)：144-155.
服部有希，2011，「フランス：生命倫理関連法の制定」『海外の立法』249(1)：12-15.
————, 2013，「フランスの同性婚法——家族制度の変容」『外国の立法』248：22-48.
林瑞枝，2008，「海外法律情報フランス：胎児の存在証明」『ジュリスト』1357, 107.
Henri Ⅱ (roi de France), 1556, Édit du roi Henri Ⅱ du mois février 1556, (Retrieved September 11, 2014, http://gallica.bnf.fr/ark:/12148/btv1b8620796d/f2.image).
樋口晟子，1987，「マリ＝クレール裁判の意味するもの——フランスにおける妊娠中絶事件をめぐって」『東北福祉大学紀要』12：1-15.
平野龍一，1977，『刑法概説』東京大学出版会.
平塚志保，1998，「無脳症児をめぐる医学的・倫理的・社会的・法的諸問題」『看護総合科学研究会誌』1(1)：27-38.
————, 2005，「(1) 提言・その1：『生殖関連問題・生命倫理基本法』(中)」『北大法学論集』55(6)：74-133.
Hirsch, E. ed., 2010, *Traité de bioéthique: tom I , fondements, principes, repéres*, Paris: Erès.
本田まり，2005，「フランス生命倫理法の改正——出生前診断，生殖補助医療および受精卵着床前診断における要件の緩和：共同研究・生命倫理の展開・比較法考察Ⅳフランス法」『上智法學論集』48 (3・4)：227-252.
Horellou-Lafarge, C., 1982, "Une mutaton dans les dispositifs du contrôle social: le cas de l'avortement," *Revue française de sociologie*, 23(3): 397-416.
星野茂，1992，「遺体・遺骨をめぐる法的諸問題 (上)」『法律論叢』64(5・6)：173-203.
今尾孝，1950，「所謂Aburel氏人工妊娠中絶法による胎盤の病理組織學的變化に就て」『日本産科婦人科學會雑誌』2(9)：407-410.
Inspection générale des affaires sociales (IGAS), 2005, "Raport n° 2005 149 Octobre 2005, Inspection de la chambre mortuaire de l'hôpital Saint-Vincent-de-Paul," Paris: IGAS, (Retrieved April 20, 2012, http://

www.ladocumentationfrancaise.fr/var/storage/rapports-publics//054000740/0000.pdf).

Isambert, F.-A., 1980, "Éthique et génetique. De l'utopie eugénique au contrôle des malformations congénitales," *Revue française de sociologie*, 21(3): 331-354.

———, 1983, "Aux sources de la bioéthique," *Le débat*, 25(mai): 83-99.

入来典, 2002,「古きヨーロッパの育児習慣と伝統——子どもの死と少子化」『チャイルドヘルス』5(3): 206-208.

石川友佳子, 2011,「母体外に排出された胎児に関する一考察」『福岡大学法学論叢』55(3・4): 343-358.

石井良次・八木澤壯一・武田至, 2006,「スウェーデン, イギリス, フランスの葬送における料金とサービスの内容について」日本建築学会『日本建築学会大会学術講演梗概集』433-434.

石井良次・八木澤壯一, 2007,「イギリスにおける火葬場及び火葬炉などの変容について」『日本建築学会計画系論文集』618: 33-40.

———, 2010,「ペール・ラシューズ火葬場から見るフランスの火葬事情について」日本建築学会『日本建築学会大会学術講演梗概集』635-636.

石井トク・兼松百合子・桜庭繁, 1993,「看護と生命倫理：倫理的な分析の方法論について」『生命倫理』3(1): 33-37.

石塚秀樹, 2010,「海外情報 フランスの『人体不思議展』に中止判決——パリ控訴院 2009.4.30判決」『いのちとくらし研究所報』30: 47-52.

伊東研祐, 2003,『現代社会と刑法各論』成文堂.

Journal officiel de la République française du 22 août 2008, 2008, ***Décret n° 2008 800 du 20 août relatif à l'application du second alinéa de l'article 79-1 du code civil. Ministère de la Santé.***

甲斐克則, 2011,「イギリスにおける小児の終末期医療をめぐる法と倫理」『比較法学』45(1): 1-28.

貝田守, 1967,「民法における出生について」『下関商経論集』10(1・2・3): 33-56.

柿本佳美, 2007,「人工妊娠中絶に見る身体の自由とは何か——フランスにおける人工妊娠中絶合法化と選択的中絶を手がかりに」『倫理学年報』56: 185-199.

金川めぐみ, 2000,「フランスにおける妊娠中絶に関する法制度をめぐる歴

史的変遷過程——犯罪化から合法化，そして社会-医療化へ」『社会科学研究科紀要』別冊 5：201-215.
金山尚裕，2003，「妊産婦死亡と肺塞栓」『日本産科婦人科学会雑誌』55(8)：1075-1081.
金田武司・味付和哉・香山晋輔・衣笠友基子・上田豊，2008，「前置胎盤合併に対して，子宮内胎児死亡誘導後に中期中絶術を施行した2症例」『産婦人科の進歩』60(4)：438.
環境省，2012，『廃棄物処理法に基づく感染性廃棄物処理マニュアル』環境省大臣官房 廃棄物・リサイクル対策部.
笠松真弓・藤田太輔・関島龍治・荘園ヘキ子・楢原敬二郎・山下能毅・亀谷英輝・大道正英，2008，「中期中絶における誘発・促進の有効性」『産婦人科の進歩』60(2)：214.
加藤尚武編，2007，『応用倫理学辞典』丸善.
加藤太喜子，2009，「胎児の遺骸はどのように扱われるべきか——イギリスのガイドラインから」玉井真理子・平塚志保編『捨てられるいのち，利用されるいのち——胎児組織の研究利用と生命倫理』生活書院，141-157.
河合務，2010a，「1960・70年代フランスの出産奨励運動と『人口問題教育』——家族計画運動との関係に焦点をあてて」『地域学論集』7(2)：239-251.
————，2010b，「戦後フランスの出産奨励運動をめぐる状況変化に関する考察——『ニュヴィルト法（1967年）の成立を手がかりとして』」『地域学論集』6(3)：271-281.
小泉義之，2012，『生と病の哲学——生存のポリティカルエコノミー』青土社.
小林真紀，2008，「胚の法的保護の枠組みに関する一考察——フランス生命倫理法の観点から」『愛知大学法学部法経論集』179：1-35.
小出泰士，2004，「フランス生命倫理法に見られる人格概念」『生命倫理』14(1)：91-99.
小門穂，2006，「死亡胎児の法的な取り扱いについて——遺体としての尊厳と感染性廃棄物との間で」『助産雑誌』60(2)：172-175.
————，2008，「生殖に関する人由来物質の資源化／材料化——フランス『生命倫理法』における議論から」館かおる編『テクノ／バイオ・ポリティクス：科学・医療・技術のいま』作品社，179-195.

———, 2014,「生殖補助医療における『子を持つという欲望』——フランス生命倫理法2011年改正から」『生命倫理』23(1):134-141.
厚生労働省, 2012,『「出産育児一時金等の医療機関等への直接支払制度」実施要項』
———, 2013,『平成25年(2013)人口動態統計(確定数)の概況』.(Retrieved September 11, 2014, http://www.mhlw.go.jp/toukei/saikin/hw/jinkou/kakutei13/dl/00_all.pdf).
厚生省, 1946,『死産の届出に関する規定(昭和21年9月30日厚生省令第42号』.
厚生省保健医療局, 1990a,『厚生省発健医第55号厚生事務次官通知 優生保護法により人工妊娠中絶を実施することができる時期について(1990年3月20日厚生省発健医第55号)』.
———, 1990b,『健医精発第12号保健医療局精神保健課長通知(1990年3月20日健医精発第12号)』.
児玉聡, 2007,「デッド・ドナー・ルールの倫理学的検討」『生命倫理』17(1):183-189.
久野達也・渡辺博・庄田亜紀子・岡崎隆行・多田和美・西川正能・大島教子・田所望・稲葉憲之, 2003,「妊娠22週未満の出生証明書」『日本産科婦人科学会関東連合地方部会会報』40(3):369.
栗原千絵子・松本佳代子・石光忠敬, 2003,「改正薬事法と研究倫理——中絶胎児研究のリスク・ベネフィット評価」『薬學雑誌』123(3):91-106.
栗原千絵子・松本佳代子・斉尾武郎, 2004,「胎児由来細胞移植は有用か」『臨床評価』別冊 32:85-148.
黒木良和, 2004,「遺伝医療, 遺伝カウンセリングとバイオエシックス」『川崎医療福祉学会誌』14(1):1-9.
Ladrière, P., 1982, "Religion, morale et politique: le débat sur l'avortement," *Revue française de sociologie*, 23(3):417-454.
Laget, M., 1977, "La naissance aux siècles classiques: Pratiques des accouchements et attitudes collectives en France aux XVIIe et XVIIIe siècles," *Annales; Économies, Sociétés, Civilisations*, 32(5):958-992.
———, 1982, *L'accouchement avant l'âge de la clinique*, Paris: Édition du Seuil.(=1994, 藤本佳子・佐藤保子訳『出産の社会史——まだ病院がなかったころ』勁草書房.)
Lahra, M.-M., 2006, "Chorioamnionitis and fetal response in stillbirth,"

American Journal of Obstetrics & Gynecology, 196(3) : 229.

Lalou, R., 1986, "L'infanticide devant les tribunaux français (1825-1910)," *Communications*, 44: 175-200.

Lamboley, A., 2002, "L'enfant à naître ne peut être victime d'un homicide involontaire : regard critique sur la décision du 29 juin 2001 de l'assemblée plénière de la cour de cassation," *Médecine & Droit*, 52: 5-11.

Laufer, L., 2009, "La morgue: voir l'irreprésentable," *Recherches en psychanalise*, 8: 228-237.

Laussel-Riera, A., L. Devisme, S. Manouvrier-Hanu, F. Puech, Y. Robert et B. Gosselin, 2000, "Intérêt de l'examen fœtopathologique dans le cadre des interruptions médicales de grossesse: comparaison entre le diagnostic prénatal et les résultats de l'autopsie de 300 fœtus," *Annales de pathologie*, 20(6) : 549-557.

Lebrun, F., 1980, "Naissance illégitime et infanticide en Anjou au XⅧe siècle," *Annales de bretagne et des pays de l'Ouest*, 87(1) ; 143-145.

Legouge, C., 2008, "Enfant mort-nés et acte d'enfant sans vie. Le sens et la portée arrêts de la cour de cassation," *Ethique et Santé*, mars 2008, 1-7. (Retrieved February 5, 2010, http://www.ethique.inserm.fr/inserm/ethique.nsf/f812af09a0a47338c1257153004fa70e/3fe55299dcd31093c125740a0042c475/$FILE/Texte.pdf).

Legoux, (X)., 2008, "Avis de M.Legoux, avocat généal," Cour de cassation, (Retrieved February 5, 2010, http:// www.courdecassation.fr).

Legros, J.-P., 1999, "Ces fœtus qui font la loi," *Étude sur la mort*, hors-série, L'euthanasie fœtale: 60-71.

Lewin, F. et V. Mirlesse, 2002, "Aspects techniques de la prise en charge des interruption de grossesse pour pathologie fœtale," V. Mirlesse ed., *Interruption de grossesse pour pathologie fœtal*, Paris: Flammarion, 40-43.

Loi n° 75-17 du janvier 1975 relative à l'interruption volontaire de la grossesse, 1975, (Retrieved February 5, 2010, http://www.legifrance.gouv.fr).

Louis XIV(roi de France), 1708, *Déclaration du Roy, qui ordonne la publication au prône des messes paroissiales, de édit du Roy Henry Second, du mois de fevrier1556. qui établit la peine de mort contre les femmes qui ayant caché leur grossesse & leur accouchement, laissent perir leurs enfants sans recevoir*

le baptesme. Donné à Versailles le 25. Fevrier 1708, Paris: La Veuve François Muguet.

Lorin de la Grandmaison, G., M. Durigoni, et C. Rambaud, 2007, "Apport de l'anatomie pathologique en matière de morts fœtales dans un contexte médico-légal," *Journal de médecine légale droit médical*, 50(3): 153-160.

前原大作, 1992,「死産・流産の健保上の手続き」『周産期医学』22(3): 953-959.

Manaouil, C., M. Decourcelle, M. Gignon et O. Jarde, 2007, "Retour sur « l' affaire » des foetus de la chambre mortuaire de l'Hôpital Saitnt-Vincent-de Paul à Paris," *Journal de médecine légale droit médical*, 50(4): 231-237.

Manaouil, C., M. Decourcelle, M. Gignon, D. Chatelain et O. Jadré, 2009, "Décès périnatal: réglementation actuelle, inscription à l'état civil et devenir du corps," *Gynécologie Obstétrique & Fertilité*, 37(2009): 381-388.

萬代博行・上河原良衛・脇坂一郎・茨木健二郎, 1979,「妊娠中期中絶の方法論的考察」『産婦人科の進歩』31(1): 35-39.

Mahieu-Caputo, D., M. Dommergues et Y. Dumez, 2002, "Arrêt de vie in utero," V. Mirlesse ed., *Interruption de grossesse pour pathologie fœtal*, Paris: Flammarion, 44.

松原洋子, 2014,「日本における新型出生前検査（NIPT）のガバナンス——臨床研究開始まで」小門穂・吉田一史美・松原洋子編『生存学研究センター報告——生殖をめぐる技術と倫理 日本・ヨーロッパの視座から』立命館大学生存学研究センター, 22: 69-85.

Membrado, M., 2001, "La décision médicale entre expertise et contrôle de la demande: le cas des interruption de grossesse pour motif thérapeutique," *Sciences sociales et santé*, 19(2): 31-61.

Meunier, É., 2002, "Entretien préalable à une interruption médicale de grossesse," V. Mirlesse ed., *Interruption de grossesse pour pathologie fœtal*, Paris: Flammarion, 35-39.

Milliez, J., 1999, *L'euthanasie du fœtus*, Paris: Éditions Odile Jacob.

Ministère de la Santé, 1993, "Circulaire n° 50 du 22 juillet 1993 relative à la déclaration des nouveau-nés décédés à l'état civil," (Retrieved February 5, 2010, http://www.aly-abbara.com/livre_gyn_obs/termes/declaration_naissance.html).

Ministères de la solidarité de la justice et de l'intérieur, 2001, "Circulaire n° 2001-576 du 30 novembre 2001 relatif à l'enregistrement à l'état civil et à la prise en charge des corps des enfants décédés avant la déclaration de naissance," Bulltin Officiel n° 2001-50.（Retrieved February 5, 2010, http://www.sante.gouv.fr/fichiers/bo/2001/01-50/a0503302.htm）.

Mirlesse, V. ed., 2002, *Interruption de grossesse pour pathologie fœtal*, Paris: Flammarion.

見崎恵子，2009，「20世紀初頭フランス・アナキストの中絶論争――新マルサス主義アナキズムにおけるフェミニズム問題」『愛知教育大学研究報告』58（人文・社会科学編）：123-131.

水波郎・稲垣良典／ホセ・ヨンパルト編，1987，自然法研究会『自然法：反省と展望』創文社.

Morel, M.-F., 2002, "À propos de l'interruption médicale de grossesse: un regard d'historienne," V. Mirlesse ed., *Interruption de grossesse pour pathologie fœtal*, Paris: Flammarion, 116-128.

森芳周，2003，「死亡胎児の組織利用をめぐる倫理的問題」『医療・生命と倫理・社会』2(2)：6-12.

────，2009，「中絶と胎児利用の『道徳的共犯関係』の問題――ドイツ・スイスの指針を手がかりに」玉井真理子・平塚志保編『捨てられるいのち，利用されるいのち――胎児組織の研究利用と生命倫理』生活書院，159-176.

Moutel, G., 2008a, "Réflexions sur la question du devenir des fœtus suite à la décision de la Cour de Cassation de février 2008," Ethique et Santé: Ethique de la Recherche, Inserm.（Retrieved February 5, 2010, http://www.ethique.inserm.fr）.

────, 2008b, "Le devenir des fœtus et la reconnaissance des demandes des parents: des évolutions à construire autrement que par la loi," *Le Courrier de l'éthique médicale*, Sffem, 8(1): 14-16.

Munson, R., 2002, *Raising the Dead: Organ Transplants, Ethics, and Society*, Oxford; Oxford University Press.

長江曜子・八木澤壮一・武田至・福田充，2010，「フランスにおける火葬化に伴う墓地の変化について――フランスにおける葬祭施設の変化についてその3」日本建築学会『日本建築学会大会学術講演梗概集』641-642.

永水裕子，2006，「アメリカにおける重症新生児の治療中止――連邦規則の批判的考察とわが国に対する示唆」『桃山法学』8: 1-17.
中義勝，1974，「堕胎罪の歴史と現実および比較法」『関西大学法学論集』24（1・2）: 185-235.
中村義孝，2005，「フランス司法権の特徴と重罪陪審裁判」『立命館法学』2・3: 387-416.
中嶋公子，1993，「フランスにおける避妊・人工妊娠中絶・人工生殖をめぐる歴史と現状――自己決定権のゆくえ」『女性空間』10: 80-91.
―――，2002，「『人工妊娠中絶と避妊に関する法律』の改正――女性のリプロダクティヴ・ヘルス／ライツのいま」『女性空間』19: 41-51.
―――，2007，「女性の身体の自己決定権の困難」植野妙実子・林瑞枝編『ジェンダーの地平』中央大学出版部，67-81.
Le Naour, J.-Y. et V. Catherine, 2003, *Histoire de l'avortement: XIXe-XXe siècle*, Paris: Seuil.
National Center for Health Statistics, 1997, *State Definitions and Reporting Requirements: For Live Births, Fetal Deaths, and Induced Terminations of Pregnancy*, Hyattsville, Maryland: U.S. Government Printing Office.
Nguyen, R. and A. Wilcox, 2005, "Terms in Reproductive and Perinatal Epidemiology: 2. Perinatal Terms," *Journal Epidemiol Community Health*, 59(12): 1019-1021.
日本産科婦人科学会，1987，「死亡した胎児・新生児の臓器等を研究に用いることの是非や許容範囲についての見解」．会告．
―――，2001，「『死亡した胎児・新生児の臓器等を研究に用いることの是非や許容範囲についての見解』に対する解説」．
―――，2014，『産婦人科診療ガイドライン――産科編2014』．
Nisand, I., 2002, "Diagnostic prénatal: comment gérer ce progrès?," *Gynécologie Obstétrique & Fertilité*, 30: 177-179.
―――, 2008, "Dire ce qu'est le fœtus et quels sont ses droits: la dangereuse confusion des genres," *Le Courrier de l'éthique médicale*, Sffem, 8(1): 13.
西希代子，2001，「母子関係成立に関する一考察――フランスにおける匿名出産を手がかりとして」『本郷法政紀要』10: 397-431.
西川伸一・福島雅典，2003，「人の細胞を資源とする再生医学の哲学・限界・未来――中絶胎児の細胞移植研究を中心に」『臨床評価』30(2・3):

231-251.
西村高宏，2001，「倫理原則を備えた法的な規制の試み――フランスにおける生命倫理法についてのノート」『医療・生命と倫理・社会』1(1)：14-21.
仁志田博司，1986,「新生児医療におけるMedical-Decision Makingの現状」『日本小児科学会雑誌』90(3)：519.
――――，1991，「予後不良な新生児に対する倫理的観点からの医療方針決定の現状――母子センター5年間の死亡例の検討から」日本生命倫理学会『生命倫理を問う』成文堂，138-143.
仁志田博司・山田多佳子・新井敏彦・野勢幸一郎・山口規容子・坂本正一，1987，「新生児医療における倫理的観点からの意志決定（Medical Decision Making)」『日本新生児学会雑誌』23：337-341.
西田茂樹，1994，「嫡出・非嫡出別，妊娠期間別に見た死産率についての一考察――主として死産の届け出の正確性について」『日本公衆衛生雑誌』41(1)：12-21.
Nizard, A, 1974, "Politique et législation démographiques," *Population*, 29(2)：285-326.
野間照世，2008，「ゾラの諸作品における出産描写の変遷：『ごった煮』を中心に」『Gallia』47：45-52.
野村敬造，1976，「フランス憲法評議院と妊娠中絶法」『金沢法学』19(1・2)：1-12.
野崎泰伸，2011，『生を肯定する倫理へ――障害学の視点から』白澤社.
橳島次郎，1994,「フランスの生殖技術規制政策」科学技術文明研究所『Studies 生命・人間・社会』2：117-150.
――――，2003，「いのちの始まりをめぐる欲望と倫理と宗教」国際宗教研究所『現代宗教』東京堂出版，42-55.
――――，2006，「人体要素の利用と規制のあり方――その基盤となる理念の検討」『九州国際大学教養研究』13(2)：31-47.
橳島次郎・光石忠敬・栗原千絵子，2005，「先端医療技術に対する公的規制のあり方――フランス生命倫理法2004年改正に学ぶ」『法学セミナー』50(609)：75-79.
橳島次郎・小門穂，2005，「フランスにおける先端医療技術管理体制の再整備――生命倫理関連法体系2004年改正の分析」科学技術文明研究所

『Studies 生命・人間・社会』8: 1-89.
Ogien, R., 2009, "Qui a peur des marchés d'organes?," *Critique*, 751: 1027-1040.
岡崎頌平，2012，「胎児保護と罪刑法定主義――厳格解釈原則を堅持する近年のフランス破毀院判例を契機として」『近畿大学法学』60(1): 161-184.
大垣栄，1962，「胎児体重の間接測定法と100%確立の分娩誘発法（妊娠中絶法）: 付記・腹部横径と安産の範囲」『日本産科婦人科學會雑誌』14(14): 1179-1186.
大木茂，2008，「22-23週台児への新生児科医の対応」『日本周産期・新生児医学会雑誌』44(4): 837-839
大森弘喜，2006，「19世紀パリの『不衛生住宅』問題の発生と展開」『経済研究』163: 251-286.
大阪府保険医協会産婦人科部会，2004，『中絶胎児の扱いをめぐる現状と問題点の整理』.
大塚仁・河上和雄・佐藤文哉・吉田佑紀編，2000，『大コンメンタール刑法 第9巻』青林書院.
Ortolani, M., 2004, "L'expertise medical dans le procès d'infanticide devant le Sénat de Nice sous la restauration. *Recherches regionales: Alpes-Martimes et contrées limitrophes*," Conseil général des Alpes martimes, 171: 13-34.
Pagès, J., 1971, *Le contrôle des naissances en France et à l'étrange*r, Paris: Libraire générale de droit et de jurisprudence.
Panel, P., 2008, "Qu'est-ce qu'un accouchement? (suite)," *Gynécologie Obstétrique & Fertilité*, 36(2008): 1070-1072.
Pascal, P., O. Damour, F. Braye, F. Bouriot, et J.-J. Colpart, 2001, "Greffes de tissus d'origine humain: aspects juridiques," *Médecine & Droit*, 47: 20-27.
Picard, H., et M. Dumoulin, 2007, "Le tout-petit et la crémation," *Études sur la mort*, 132: 55-64.
Picq, F., 2011, *Libération des femmes, quarante ans de mouvement*, Brest: Éditions-dialogues.fr.
Pignotti, M.-S. and G. Donzelli, 2008, "Perinatal Care at the Threshold of Viability: an International Comparison of Practical Guidelines for the Treatment of Extremely Preterm Births," *Pediatrics*, 121(1): 193-198.

Poame, L.-M., 2010, "La problématique du « dis-cours » de bioéthique dans l'espace francophonie," *Journal International de Bioéthique*, 21(2): 63–77.

Py, B., 1997, *La mort et le droit*, Paris: Presses Universitaires de France.

Raimbault, P., 2005, "Le corps humain après la mort. Quand les juristes jouent au « cadavre exquis »," Droit et Société, 61(2005): 817–844.

Rapp, R., 2000, *Testing Women, Testing the Fetus: The Social Impact of Amniocentesis in America*, New York: Routledge.

Razavi-Encha, F., O. Raoul et M.-C. Lescs, 1988, "Caryotype: indications variations normales et pathologiques," *Journal de Pédiatrie et de Puériculture*, 1(2): 81–87.

Le Robert, 2006, *Le Robert Micro*, Paris: Le Robert.

労働省労働基準局, 1948, 『昭和23年12月23日基発第1885号労働省労働基準局長名通達』.

Rollet-Echalier, C., 1990, *La politique à l'égard de la petite enfance sous la Ⅲe République*, Paris: INED.

Ronsin, F., 1980, *La grève des ventres: Propagande néo-malthusienne et baisse de la natalité en France XIXe- XXe siècles*, Paris: Aubier.

Sénat, 2008, "Étude de législation comparée n° 184 -avril 2008- Les enfants nés sans vie," Service des etudes juridique, Paris: Sénat, (Retrieved May 5, 2012, http://www.senat.fr/lc/lc184/lc1840.html).

Sacred Congregation for the Doctrine of the Faith, 1974, "Declaration on procured abortion," Città del Vaticano: Libereria editrice Vaticana, (Retrieved May 5, 2012, http://www.vatican.va/roman_ curia/congregations/cfaith/documents/rc_con_cfaith_doc_19741118_declaration-abortion_en.html).

坂田泰子・仁志田博司, 1995, 「予後不良児に対する医療の対応」『生命倫理』5(1): 40–43.

櫻井浩子, 2008, 「障害新生児の治療をめぐる『クラス分け』ガイドライン——その変遷と課題」『Core Ethics』4: 105–117.

————, 2009, 「妊娠22週児の出生をめぐる倫理的問題——新生児医療からのアプローチ」櫻井浩子・堀田義太郎編『生存学研究センター報告10: 出生をめぐる倫理——「生存」への選択』立命館大学生存学研究センター, 171–189.

Savatier, J., 1979, “Les prélèvements d'organes après décès,” Travaux de l' Institut de sciences criminelles de Poitiers ed., *Problèmes juridiques, médicaux et sociaux de la mort*, Paris: Éditions Cujas, 25-44.

シービンガー, ロンダ, 2008,「エキゾチックな中絶薬——18世紀大西洋世界における植物のジェンダー・ポリティクス」舘かおる編『テクノ／バイオ・ポリティクス 科学・医療・技術のいま ジェンダー研究のフロンティア』作品社, 6-33.

Séguret, S. ed., 2003, *Le bébé du diagnostic prénatal*, Ramonville Saint-Agne: Éditions Érès.

Serverin, E., 1980, “De l'avortement à l'interruption volontaire de grossesse: l' histoire d'une requalification sociale,” *Déviance et Société*, 4(1): 1-17.

社団法人エイジング総合研究センター, 1977,『フランスの出生動向と家族政策——少子・高齢化に関する国際研究』.

Sherwin, S., 1991, “Abortion through a Feminist Ethics Lens,” *Dialogue: Canadian Philosophical Review*, 30: 327-342.（=2011, 江口聡訳「フェミニスト倫理学のレンズを通して見た妊娠中絶」江口聡編・監訳『妊娠中絶の生命倫理——哲学者たちは何を議論したか』勁草書房, 249-269.）

島本武嗣, 2005,「自然死産危険度の時空間分析についての検討」『広島大学医学雑誌』53(1): 15-24.

篠原真史・奥起久子, 2007,「新生児心肺蘇生法 新生児心肺蘇生に関連した倫理的問題」『周産期医学』37(2): 259-263.

島本武嗣, 2005,「自然死産危険度の時空間分析についての検討」『広島大学医学雑誌』53(1): 15-24.

清水直太朗・宇津野榮男, 1950,「余等の人工妊娠中絶法に就て」『日本産科婦人科學會雑誌』2(3): 93-94.

新家薫, 2003,「生存することのできない胎児の妊娠中絶——異常胎児の妊娠にどう対応するのか」『医学のあゆみ』204(13): 1103-1106.

Sicard, D., 2009, *L'éthique médicale et la bioéthique*, Paris: Presses Universitaires de France.

Sirol, F., 2002, *La décision en médecine fœtale*, Ramonville Saint-Agne: Éditions Érès.

Sparaco, S., 2013, *Nessuno sa di noi*, Firenze: Giunti Editore.（=2013, 泉典子

訳『誰も知らないわたしたちのこと』紀伊国屋書店.）
末原則幸・池ノ上克・千葉喜英, 2004,「3. ディベート 2）生育限界を考える（1）産科管理と児の予後からみた生育限界」『日本産科婦人科学会雑誌』56（9）: 592-596.
末道康之, 2003a,「胎児性致死を否定したフランス破毀院判決について」『南山法学』26（2）: 41-67.
———, 2003b,「胎児に対する過失致死罪の成立を否定した最近のフランス破毀院判例について」『捜査研究』617: 54-57.
———, 2012,『フランス刑法の現状と欧州刑法の展望』成文堂.
住田裕・藤村正哲, 1999,「在胎22週, 23週に出生した超早期産児の予後」『日本未熟児新生児学会雑誌』11（2）: 31-38.
Sureau, C., 2005, *Son nom est personnne*, Paris: Albin Michel.
———, 2009, "L'être prénatal *in utéro*, ou « l'inconnu dans la maison »," Jounnet, P. et C. Paley-Vincent eds., *L'embryon, le fœtus, L'enfan*t, Paris: Editions ESKA, 137-1351.
鈴木智之, 2008,「声の露出——N.マリンコーニ『病院・沈黙』とベルギーにおける妊娠中絶手術の合法化運動」『社会志林』55（1）: 19-38.
Szpiner, F., 1986, *Une affaire de femmes*, Paris: Editions Balland.（＝1992, 福井美津子監訳『主婦マリーがしたこと』世界文化社.）
建石真公子, 2002,「人工妊娠中絶法における『生命の尊重』と『自由』」フランス憲法判例研究会『フランスの憲法判例』信山社, 79-86.
Taguieff, P.-A., 1995, "L'espace de la bioéthique. Esquisse d'une problématisation," *Mots*, 44（septembre）: 7-24.
高木正道, 1999,「近世ヨーロッパの人口動態（1500~1800年）」『静岡大学経済研究』4（2）: 147-174.
高木静代・小林康江, 2010,「助産師が中期中絶のケアに携わることに対して感じる困難」『日本助産学会誌』24（2）: 227-237.
高遠弘美, 2004,「フランスにおける入浴の歴史」『明治大学人文科学研究所紀要』54: 193-209.
玉井真理子, 2003,「中絶胎児組織の研究利用——アメリカでのモラトリアム時代」千葉大学先端技術と倫理企画委員会『環境・生命・科学技術倫理研究Ⅷ 2003』, 63-90.
辰井聡子, 2011,「死体由来試料の研究利用——死体損壊罪, 死体解剖保存法,

死体の所有権」『法学研究』91：45-86.

寺坂由紀・原ゆかり・藤井恵美子・斉藤昭子・上條陽子，2009，「無脳症児を妊娠した妊婦との関わり」『信州大学医学部附属病院看護研究集録』31(1)：133-138.

Thévenot, J., 2008, "Qu'est-ce qu'un accouchement?," *Gynécologie Obstétrique & Fertilité*, 36(2008)：712-713.

Thomson, J.-J., 1971, "A Defense of Abortion," *Philosophy & Public Affairs*, 1(1)：47-61.（＝2011，塚原久美訳「妊娠中絶の擁護」江口聡編・監訳『妊娠中絶の生命倫理――哲学者たちは何を議論したか』勁草書房，11-35.

Tooly, M., 1972, "Abortion and Infanticide," *Philosophy & Public Affairs*, 2(1)：37-65.

———, 1972, "Abortion and Infanticide," *Philosophy & Public Affairs*, 2(1)：37-65.（＝2011，神崎宣次訳「妊娠中絶と新生児殺し」江口聡編・監訳『妊娠中絶の生命倫理――哲学者たちは何を議論したか』勁草書房，81-113.）

利光恵子，2014，「新型出生前検査について考える」立命館大学生存学研究センター『生存学 生きて在るを学ぶ』生活書院，7：177-198.

Toubas, M.-F., 2002, "Particularités de la prise en charge anesthésique des interruptions médicales de grossesse," V. Mirlesse ed., *Interruption de grossesse pour pathologie fœtal*, Paris：Flammarion, 45-46.

Trapero, (X)., 2008, "Rapport de Mme Trapero, conseiller rapporteur, Acte d'enfant sans vie - refus de dresser l'acte - condition d'établissement - respect de l'être humain," Cour de cassation, (Retrieved February 5, 2010, http://www.courdecassation.fr).

Truffer, P., 2004, "Grande prématurité：éléments du pronostic," *Médecine thérapeutique / Pédiatrie*, 7(4)：233-237.

Turpin, D., 1975, *La décision de libéraliser l'avortement en France*, Clermont-Ferrand：Université de Clermont.

柘植あづみ・菅野摂子・石黒眞里，2009，『妊娠――あなたの妊娠と出生前検査の経験をおしえてください』洛北出版.

塚本康子，2005，『医療のなかの意思決定 出生前診断――羊水検査を受ける妊婦たち』こうち書房.

津田悦子，2000，「新生児に見る子ども観――アリエスの論を基点として」『大

阪大学教育学年報』5：29-44.
上村貞美，1988，「フランスの妊娠中絶法」『香川法学』8(1)：1-64.
内村里奈，2011，「17，18世紀フランスにおける奢侈と医療行為としての清潔――白い下着類と入浴の表象」『跡見学園女子大学マネジメント学部紀要』11：125-148.
Union National des Associations Familiales (UNAF), 2008, "Acte d'enfants sans vie," Paris: UNAF, (Retrieved February 5, 2010, http://www.unaf.fr/spip.php?article7492).
van de Walle, E., 1998, "Pour une histoire démographique de l'avortement," *Population*, 53(1-2): 273-290.
Venner, F., 1995, *L'opposition à l'avortement: du lobby au commando*, Paris: Berg International.
Vigilante, S.-N., 2006, "Encadrer la liberté: le statut et la destination des cendres dans le projet de réforme de la législation funéraire (2005-2006)," *Quaderni*, 62(2006-2007): 57-67.
Ville, I., 2011, "Politiques du handicap et médecine périnatal: la difficile conciliation de deux champs d'intervention sur le handicap," *Alter-European Journal of Disability Research*, 5(1): 16-25.
渡辺博・稲葉憲之，1999，「妊娠12週以降の胎児死亡」『周産期医学』29(11)：1375-1378.
Warren, M.-A., 1973, "On the Moral and Legal Status of Abortion," *The Monist*, 57: 43-61.（=2011，鶴田尚美訳「妊娠中絶の道徳的・法的位置づけ」江口聡編・監訳『妊娠中絶の生命倫理――哲学者たちは何を議論したか』勁草書房，115-139.）
World Health Organization (WHO), 1975, *International Classification of Diseases, Injuries, and Causes of Death: 9th Revision (ICD-9)*, WHO: Geneva.
――――, 2003, *International Statistical Classification of Diseases and Related Health Problems: ICD-10 (2003)*, WHO: Geneva.（=2006，厚生労働省『疾病，傷害および死因統計分類提要：ICD-10(2003年版）準拠』第1巻）.
――――, 2006, *Neonatal and Perinatal Mortality: Country, Regional and Global Estimates*, WHO: Geneva.
八木澤壮一，2010，「フランスにおける火葬の普及と火葬場の現状について

——フランスにおける葬祭施設の変化について その2」日本建築学会『日本建築学会学術講演梗概集』639-640.
山口文佳・田村正徳, 2009,「新生児医療における生命倫理学的調査結果報告第1部——在胎22週出生児への対応」『日本周産期・新生児医学会雑誌』45(3):864-871.
山口文佳, 2011,「わが国における在胎週数22週出生児への対応」『近畿新生児研究会会誌』20:1-7.
山口三重子, 2002,「重症障害新生児の治療決定過程における手続的配慮の類型化の試み」『岡山大学大学院分科科学研究所紀要』13:119-147.
山口俊夫編, 2002,『フランス法辞典』東京大学出版会.
山本由美子, 2007,「フランスにおける出生前診断の現状と胎児理由によるIVGの危機——ペリュシュ判決その後」『生命倫理』17(1):233-240.
————, 2008,「出生前診断における『胎児診療』と『女性の自己決定』——助産師への質問紙調査をてがかりに」『生命倫理』18:186-201.
————, 2010,「現代フランスにおける『生命のない子どもの証明書』——医学および民事身分上の『生存可能性』をめぐって」『立命館人間科学研究』21:103-118.
————, 2011,「現代フランスにおける医学的人工妊娠中絶 (IMG) と『死産』の技法」『立命館人間科学研究』23:25-36.
————, 2014,「いわゆる『新型出生前診断検査』で語られないこと——妊娠中期中絶と『死産』の関係」立命館大学生存学研究センター『生存学 生きて在るを学ぶ』生活書院, 7:166-176.
山田千里・今泉英夫・清野嘉久彌・和田泰美, 1950,「人工妊娠中絶法としての羊水パンピングの効果」『日本産科婦人科學會雑誌』2(3):94-95.
ヨンパルト, ホセ, 1994,「教会法:国家法と国際法との比較」『上智法學論集』37(3):241-288.
財団法人日弁連法務研究財団, 2005,『ハンセン病問題に関する検証会議最終報告書 (別冊)——胎児等標本調査報告』.
財団法人日本医療機能評価機構, 2009,『産科医療保障制度における出産一時金の加算支給に係る事務取扱要項——平成21年9月改訂版』.
陣痛促進剤による被害を考える会, 1995,『病院で産むあなたへ——クスリ漬けで泣かないために』さいろ社.

新聞記事

Le Figaro, le 15 août 2006, "Saint-Vincent-de-paul, un an après le scandare des foetus humain, par Emmanuel Hirsch."

Le Monde, le 23 février 2008, "Ne confondons pas l'embryon, le fœtus et l'enfant."

———, le 7 février 2008, "Une décision de la Cour de cassation relance le débat sur le statut des 'enfant nés sans vie'."

Libération, le 4 août 2005, "351 fœtus perdus dans les oubliettes de l'administration."

———, le 3 août 2005, "351 fœtus et enfants mort-nés en stock à la maternité."

———, le 10 août 2005, "Une âme errante pour les parents."

———, le 11 août 2005, "Fœtus: pas d'autres découvertes macabres."

———, le 30 août 2005, "Le fœtus, ni chose ni personne."

———, le 25 octobre 2005, "La chambre mortuaire n'était pas gérée, le patron était absent."

———, le 27 février 2008, "Le fœtus fait cassation."

———, le 26 juin 2008, "L'instinct maternel n'existe pas."

———, le 16 septembre 2010, "L'exposition « Our Body » est illégales."

雑誌

Le Nouvel Observateur, le 5 avril 1971, "Je me suis fait avorter."

———, le 27 novembre 2007, "Le 'Manifeste des 343 salopes' paru dans le Nouvel Obs en 1971."

———, le 23 août 2008, "Les fœtus nés sans vie auront droit à un état civil."

———, le 13 février 2009, "Le 'musée anatomique' revisité."

RaDAR（Rassembler, diffuser les archives de révolutionnaires）, le 24 février 1973, "Le projet Peyret: « l'avortement de la nouvelle société »," *Avortement et contraception libres et gratuits*, Paris: RaDAR, 18: 1-53.（Retrieved February 5, 2010, http://asmsfqi.org/spip.php?article894）.

◉本書のテキストデータを提供いたします
　本書をご購入いただいた方のうち、視覚障害、肢体不自由などの理由で書字へのアクセスが困難な方に本書のテキストデータを提供いたします。希望される方は、以下の方法にしたがってお申し込みください。

◎データの提供形式：CD-R、フロッピーディスク、メールによるファイル添付（メールアドレスをお知らせください）
◎データの提供形式・お名前・ご住所を明記した用紙、返信用封筒、下の引換券（コピー不可）および200円切手（メールによるファイル添付をご希望の場合不要）を同封のうえ弊社までお送りください。

◉本書内容の複製は点訳・音訳データなど視覚障害の方のための利用に限り認めます。内容の改変や流用、転載、その他営利を目的とした利用はお断りします。

◎あて先：
〒160-0008
東京都新宿区三栄町17-2 木原ビル303
生活書院編集部　テキストデータ係

キリトリ線

【引換券】
死産児になる

山本由美子（やまもと・ゆみこ）

1971年生まれ。南山大学外国語学部フランス学科卒業、名古屋大学大学院医学系研究科博士前期課程修了、立命館大学大学院先端総合学術研究科一貫制博士課程単位取得満期退学。博士・Ph. D.（学術）。現在、東海学院大学専任教員、立命館大学生存学研究センター客員研究員。専攻は生命倫理・ジェンダー・医療社会学。

主な論文に、
「いわゆる『新型出生前診断検査』で語られないこと――妊娠中期中絶と『死産』の関係」（『生存学』第７号、2014年）
「現代フランスにおける医学的人工妊娠中絶（IMG）と『死産』の技法」（『立命館人間科学研究』第23巻、2011年）
「出生前診断における『胎児診療』と『女性の自己決定』――助産師への質問紙調査をてがかりに」（『生命倫理』第18巻１号、2008年）など。

死産児になる
――フランスから読み解く「死にゆく胎児」と生命倫理

発　行――――●二〇一五年三月二〇日　初版第一刷発行
著　者――――●山本 由美子
発行者――――●髙橋　淳
発行所――――●株式会社　生活書院
〒一六〇―〇〇〇八
東京都新宿区三栄町一七―二　木原ビル三〇三
ＴＥＬ　〇三―三二二六―一二〇三
ＦＡＸ　〇三―三二二六―一二〇四
振替　〇〇一七〇―〇―六四九七六六
http://www.seikatsushoin.com

印刷・製本――●株式会社シナノ
カバーデザイン・原画―●山本由美子・後藤次男

Printed in Japan

ISBN 978-4-86500-035-1

定価はカバーに表示してあります。
乱丁・落丁本はお取り替えいたします。